「凹《ヘコ》まない」技術

西多昌規

PHP文庫

○本表紙図柄＝ロゼッタ・ストーン（大英博物館蔵）
○本表紙デザイン＋紋章＝上田晃郷

まえがき

「凹む＝ヘコむ」という言葉、あなたは口にしたことがありますか？

「こころ」が主語になる、比較的新しい言葉です。

「部長にダメ出しされて、ヘコんじゃったなぁ」「あんなに勉強したのにこの程度の成績……ヘコむなぁ」といった使い方をされます。

ちょっとしたイヤなこと、ツラいことで一時的に気持ちが落ち込んでしまうこと、これが「ヘコむ」の大まかな定義でしょう。金属板にボールや石のようなものが衝突して、「ポコン」と軽い音を立てて凹んでしまうイメージですね。

人間にとっては自然な感情の動きである「ヘコむ」ですが、現代社会ではこの「ヘコむ」に悩み、苦労している人が少なくないのです。

さまざまな理由が考えられますが、日本全体が抱えている社会的な問題も一つの要因でしょう。失われた10年、いや20年の間に、国家の政治、経済は退潮の一途をたどっています。閉塞し未来の見えない社会は、末端であるわたしたちの職場や家庭にまで、暗い影を投げかけています。希望のない時代を生きなければならない「どうなるかわからない」不確実性の強い、希望のない時代を生きなければならない一方で、技術の進歩により人は常に高い要求水準をつきつけられています。24時間便利に、そして1％のミスも許されないということは、それだけプレッシャーのかかる過重労働を強いられているということです。「ヘコむ」要因に、現代は事欠かないようです。

古典的な悩みである「人間関係」問題も、まだまだ健在です。悪気のない冗談を真に受けてしまったり、他人のささいな言動を気にし過ぎてしまったりすると、板金がポコンと凹むように、こころも「ヘコんで」しまいます。さらに、非難、中傷をされたときは、激しく「ヘコんで」しまい、絶望的になることもあるかもしれません。

最近では、ソーシャル・ネットワーキング・サービス（SNS）の普及で、「炎上」「dis（ディス）り」といった、昔では見られなかったかたちの個人攻撃によって「ヘコんでしまう」現象も起きています。

このような背景を考えると、「ヘコみやすい」時代は、今後も続いていきそうです。となると、**「ヘコむ」ことを防ぐ、あるいは「ヘコんでも」すぐに立ち直るテクニック**を知っておけば、これからの厳しい社会をサバイバルしていく上で有利になること間違いありません。

前著『「テンパらない」技術』で取り上げた「テンパる」と、似ているようで少し異なる「ヘコむ」という心理現象について、そのメカニズムから短期的・長期的対処法まで盛り込んだのが本書です。

第1章では、「ヘコんでしまう」現代の社会背景について考察します。**第2章**では、なぜ人間は「ヘコみやすいか」を、脳科学、心理学、精神医学の視点から分析してみます。

第3章では、「あー。オレってダメかも」と「ヘコんでしまった」ときの、とっさの応急処置を紹介します。応急処置ばかりでは進歩がありませんので、

「ヘコみにくい人」になるための生活習慣、人格形成について、**第4、5章**で説明します。

対人関係も「ヘコむ」原因として無視できないので、**第6章**では「ヘコまない」、あるいは「ヘコんでも立ち直れる」コミュニケーションの心構えやコツについて伝授します。それでも「ヘコんで」立ち直れない人のために、**第7章**で最後の手段とも言える思い切った思考と行動のコツをご紹介します。

第1章で紹介するように、過去の歴史的偉人も「ヘコんでいた」くらいですので、まったく「ヘコまない」鋼鉄製戦車のような人になるのは、無理な話です。しかし、**「ヘコみにくい人」にはなれる**かもしれません。さらにもっと重要なのは、「ヘコんでも立ち直れる」回復力をつけていくことだと思います。

この本を読んで、あなたのこころと脳に「ヘコみ」を「ポコン」と跳ね返すエネルギーを与えることができれば、うれしい限りです。

「凹《ヘコ》まない」技術

目次

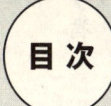

第1章 現代社会は「ヘコむ」ことだらけ！

第2章

なぜ、あなたは「ヘコみやすい」のか？

第3章

へコんでしまったときの「応急処置」

第4章

ヘコみを跳ね返す「生活習慣」

第5章 「ヘコみやすい性格」を改善する法

第6章 「人間関係」でヘコまないためのコツ

第7章 それでもヘコんで立ち直れないときは?

本文イラスト:安ヶ平正哉

第1章
現代社会は「ヘコむ」ことだらけ！

1 古代ギリシャの大哲学者も徳川家康も「ヘコんで」いた

「♪ソ、ソ、ソクラテスかプラトンか　ニ、ニ、ニーチェかサルトルか　みーんな悩んで大きくなった」

若い人はご存じないでしょうが、40年ほど前に作家の野坂昭如《あきゆき》さんが出演していた『サントリーゴールド900』のCMです。一世を風靡《ふうび》したこのCMは、今ではユーチューブで視聴することができます。観たことのある人には懐かしいCMですが、初めての人にはどう感じられるでしょうか。

偉大な哲学者たちが、悩みに悩み抜いていた姿は容易に想像できます。悩むだけでなく、人生がうまくいかずに落ち込む、現代語で言うところの「ヘコむ」ことも、そうとうにあったのではないでしょうか。

では、現代語の「ヘコむ」とはどういう意味でしょうか。もちろん、自分一人だけの問題の場合もあります。しかしたいていの場合は、なんらかの外からの刺激、環境変化に反応した、こころの落ち込みということが言えるでしょう。

「部長にこっぴどく怒られた」

「プレゼンで失敗して大恥をかいた」

「意気込んで臨んだ試合に負けてしまった」

他人に怒られた、仕事に失敗した、試合に敗北した……こういうときこそ、金属板が「バキン！」と音を立てるかのように、こころが「ヘコむ」瞬間でしょう。こころが「ヘコんだ」ときは、**「オレってダメだなぁ」「わたしっていつも失敗ばかり」**と、自己評価が下がりがちです。

こういうときに、偉人も悩んでいた、苦しんでいた、「ヘコんでいた」という事実は、わたしたちに「こころのヘコみ」を跳ね返す力を与えてくれます。

◆◆◆◆「ヘコみ」をバネに天下を取った家康◆◆◆◆

19ページの途方に暮れた表情の肖像画は、徳川家康のものです。伝承では、三方ヶ原《みかたがはら》の戦いで武田信玄に完膚なきまでの大敗を喫したときに、この屈辱を忘れないようにと描かせた画であると言われています。「ヘコんでいる偉人」の、いちばんわかりやすいイメージなので、紹介しました。

武田信玄率いる甲州騎馬隊に猛追された恐怖で、馬の鞍《くら》の上に脱糞してしまったほどの家康ですが、このときの強烈な「ヘコみ」をバネに天下を取ったのは、ご存じの通りです。

哲学者、政治家、学者、芸術家……「ヘコみ」は偉人の専売特許ではありません。わたしたちの日常生活にも、時折こころが「ヘコむ」ときが訪れます。「ヘコみ」と上手につき合い、うまく跳ね返していけば、過去の偉人の領域まではいかないまでも、人間的に成長していけることは間違いありません。

野坂昭如さんのCMは、「オレもお前も大物だ〜！」という叫びで締めくくられます。「みんなヘコんで大きくなった」バージョンを作ってもよさそうですね。

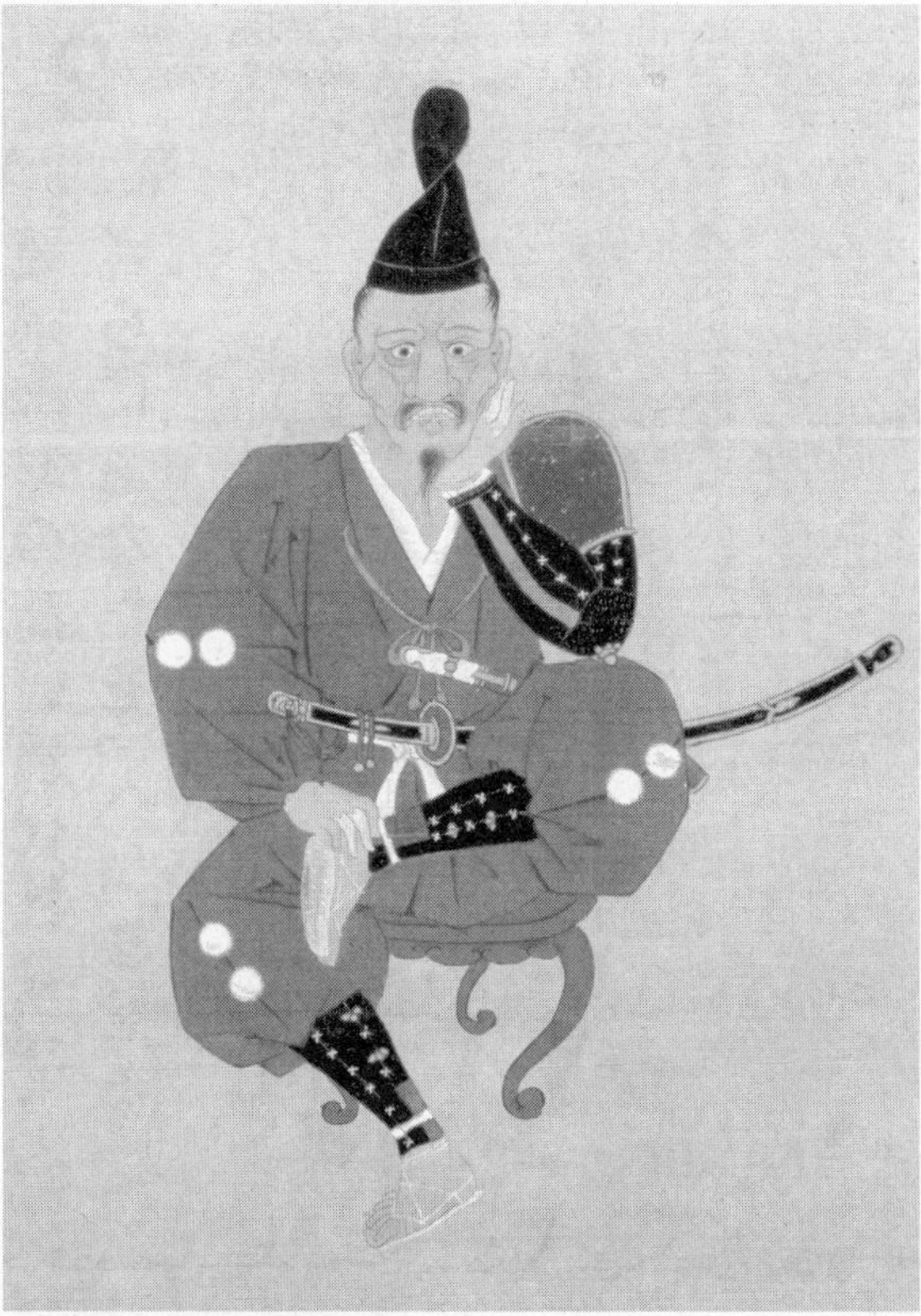

『徳川家康三方ヶ原戦役画像』
（徳川美術館所蔵 ©徳川美術館イメージアーカイブ／DNPartcom）

2 要求水準の高い現代社会が、さらにあなたを「ヘコませる」

現代では、責任や重圧が増す出世を辞退したり、降格を希望したりする人が増えています。文部科学省の調査によると、平成22年度において、自らの意志で管理職から一般教員へ異動する「希望降任者」の数が、過去最高を記録しました。この「希望降任制度」は、学校だけでなく東京都などの地方自治体でも導入されているところがあります。

降格とまではいかなくても、

「出世してキツい目に遭うのはたくさん」

「ヒラのままのほうが気楽でいい」

「仕事よりも、自分の時間や家庭が大切」

といった考えを持つ人は、確実に増えてきているように思います。

景気の良かった一昔前ならば、「覇気が足りない」と一喝されていたでしょう。しかし、現代はそういう時代とは異なります。**プレッシャーで心身を病んでしまう**ことは、なんら珍しいことではありません。

サービスや製品の高い品質、24時間利用できる利便性、欲しいものがすぐに手に入るスピード感……社会の要求水準は上がる一方です。ちょっとした過失や不便さがあったり、サービス提供のタイミングの悪さがあったりするだけで、顧客などからの手厳しいクレームが待ち構えています。

以前ならば、さほど落ち込む、気に病むほどでもなかったささいなことが、このような要求水準の上昇にともなって「ヘコむ」要因となり、社会全体がとげとげしい空気になっているのは残念ながら誤った分析ではなさそうです。

また、そうした結果、「ヘコみやすい」、あるいは「ヘコんでも、戻るのが難しい」「ヘコんだまま復活できない」「こころがヘコんで壊れてしまった」というようなお寒い現状があちこちに見られるのが、今の日本社会だと思うのです。

◆◆◆◆◆自分の「ヘコみに対する反発度」を知っておく◆◆◆◆◆

こうした社会情勢を考えると、出世や昇進を回避する人が増えてきているのも、もっともなことだと思います。

「ヘコみ」を重ねてこころを大きく傷めてしまわないためにも、自分の「ヘコみ」に対する反発度を知っておく必要があるかもしれません。

「ヘコんでも」すぐに跳ね返して、逆にエネルギーが出るような反発力のある人は、多少の妨害はあったとしても成長していけるでしょう。問題は、「ヘコみ」に弱い人です。無理なプレッシャーは、心身の健康を損ねる場合があります。

鋼《はがね》のような「絶対にヘコまない精神力」を無理に手に入れようとするよりは、**「ヘコんでも」うまく元に戻せる「復元力」**を徐々につけていくほうが、長い目で見ると現実的でしょう。硬度の高い材木は、見かけは固そうでも「ボキッ」と折れてしまったときは、もろいものです。

反対の意味でよく例に持ち出されるのは、しなる柳の木です。一方にしなっても、そのときにはすでに反対方向にしなる力が蓄えられています。

「ヘコんでもいい」と思える気持ちの大らかさが、矛盾するようですが「ヘコまない」技術の基本です。

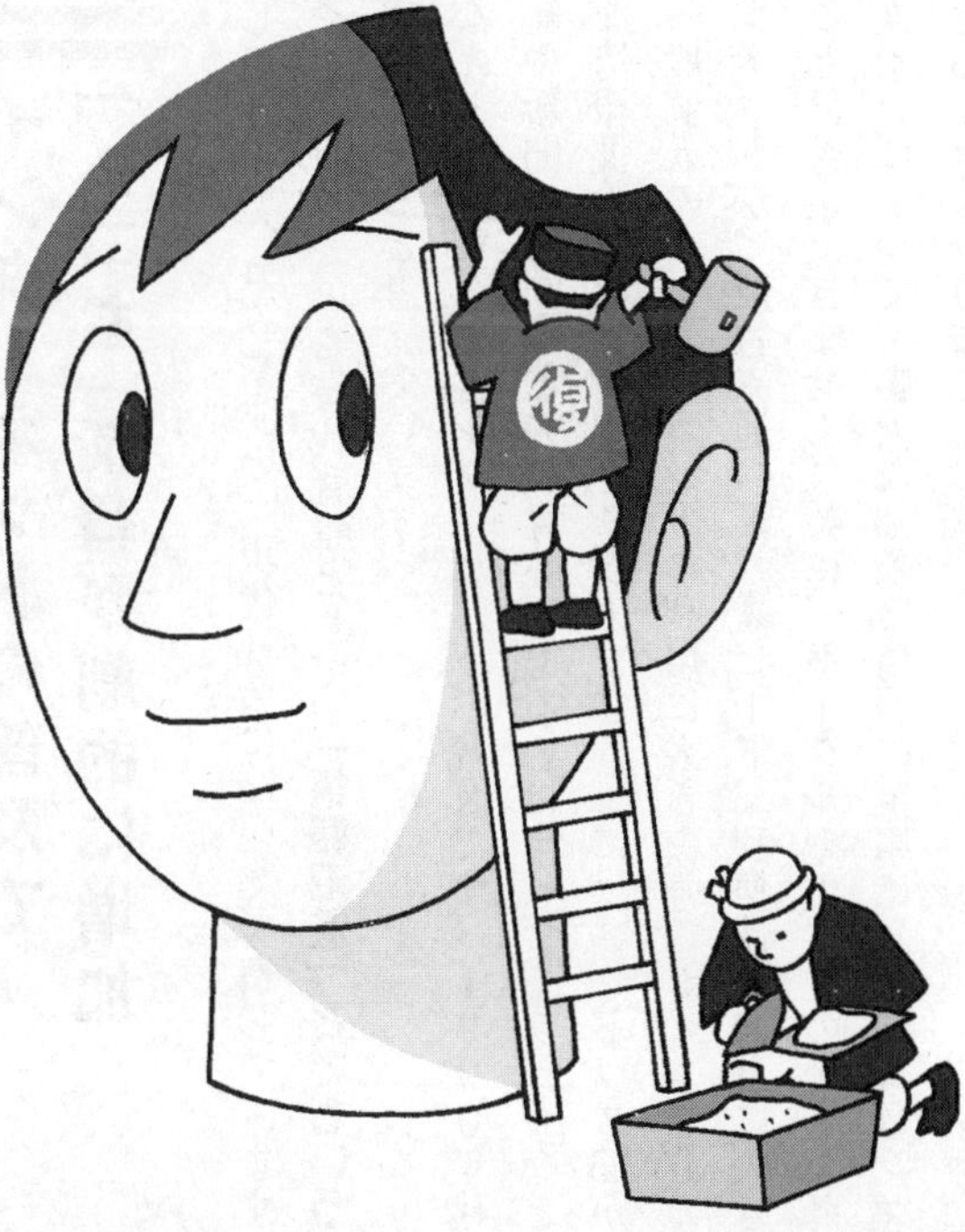

3 インターネットの普及で「ヘコむ」情報が劇的に増加

もう少しだけ、「ヘコみやすい」現代社会について考察してみます。わたしはヘコみやすくなっている時代背景として、**「情報氾濫」とでもいうべき情報の過剰な供給**があると考えています。

原因はなんといっても、インターネットの普及です。1990年代半ば頃までは、書籍や新聞、雑誌などの紙媒体、あるいはテレビやラジオなどの電波系媒体が主な情報供給源でした。それが1995年にウィンドウズ95が登場して以降は、一般個人のインターネットの利用に大きな弾みがつきました。

インターネットが、情報流通の量、スピード、利便性の向上に大きな貢献をしてきたことは否定できません。特に、グーグルやヤフーの登場以降、わたしたちは「検索」によって、膨大な知識と情報の宝庫にわずか零コンマ数秒でアクセスできるようになりました。

そうした一方で、星の数ほどの途方もない量の情報の整理・選別が、現代を生きるわたしたちの大きな悩みの種となっています。

量の問題だけではありません。情報の質という面でも、ネット検索で得られる情報は玉石混淆ではないかとの批判を現在でも免れていません。わたしたち一人ひとりに、情報をフィルタリングする能力が求められているのは間違いのない事実です。

◆◆◆◆◆「顔が見えないコミュニケーション」の危険性◆◆◆◆◆

さらに2000年代に入ってからは、ツイッターやフェイスブックに代表されるソーシャル・ネットワーキング・サービス（SNS）の爆発的な普及によって、デマやガセ情報だけでなく、粘着的な誹謗中傷など「炎上」現象もクローズアップされるようになりました。

当たり前の話ですが、他人から批判、非難されると、こころが傷ついて「ヘコみ」ます。これは、人間の自然な感情でしょう。問題は、実際に顔が見えない、対面しないでの口論となってしまうと、表情や口調が相手に伝わらないことです。

ツイッターでは、まったく見知らぬ相手どうしが「死ね」「バカ」など、面と向かっては絶対に吐かないような罵詈雑言《ばりぞうごん》を並べ、口汚い中傷合戦をくり広げる場面も、たびたび見かけます。笑顔や動物のアイコンの隣に激しい言葉が並んでいるので、そのギャップにますます違和感が漂います。

人間は面識がないと、これだけ相手を攻撃できるのかと、空恐ろしくなることもあります。少しでも話をしたことがある、あいさつをしたことがあるという相手ならば、対応は変わるのではないでしょうか。ネットによって他人への攻撃度は、ますます上がってしまったように思います。

毎日のようにネット上で誹謗中傷とつき合うのは、誰にでもできることではありません。わたしだって、個人攻撃をされたら、きっと眠れなくなってしまいます。

抗生物質がなかなか効かない細菌が増えているように、現代社会は、なかなか立ち直ることが難しい「ヘコむ」情報にたえず曝露《ばくろ》されているようなもの、と言ってもいいでしょう。

細菌感染の予防策は、マスクをすることと、食事・睡眠を十分取るなどして免疫機能をしっかり保つことです。氾濫する情報に対する予防策も、似たようなことかもしれません。情報はフィルターにかけてある程度は絞り込み、かつ情報ストレスに対する自分の耐久力、復元力を養っておく。こうしたことで「ヘコみ」予防をしていくことが、ますます重要になってきています。

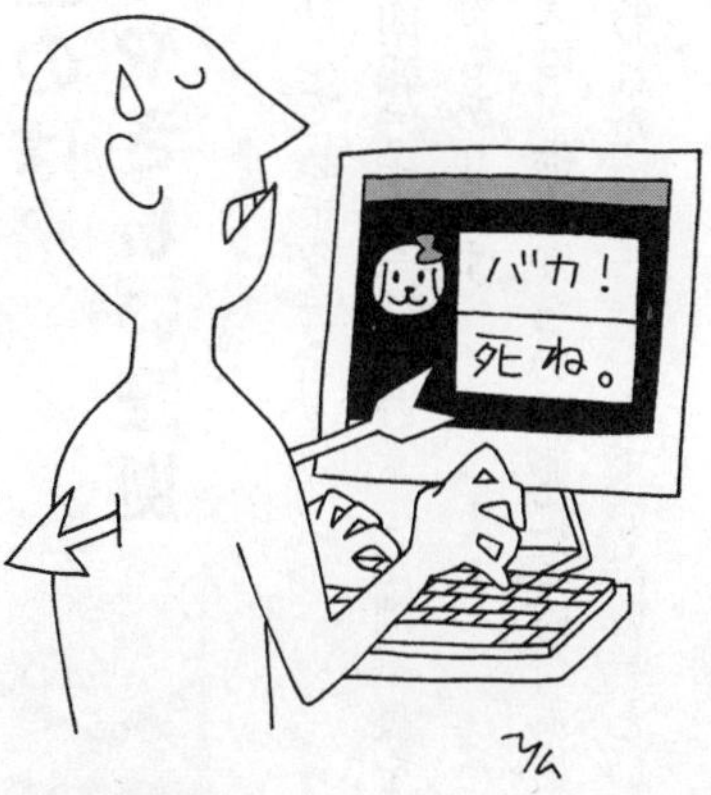

4 「ヘコんでしまう」のは、思いやりがあってやさしい証拠

ちょっとしたイヤなことで、すぐに「ヘコんでしまう」……。

そう自己嫌悪になっている人にとっては朗報です。「ヘコむ」ことは、裏を返せば他人に対する共感性が優れている証でもあります。

他人からの辛口評価に**「ヘコみやすい」人は、他人からの評価に敏感**であるということでもあります。他人から良く思われたい、「いい人でいたい」という気持ちが強いのです。

このような人は、他人への気配りやチームの和を重んじる傾向があります。世知辛い世の中、このような他人に配慮する「いい人」が生きていくのは骨の折れることでしょう。

こういう人に対してよく言われる「少し自分勝手になって、『いい人』をやめてみましょう」という助言も、間違ってはいないと思います。

しかし、あまりに自己中心的な言動や行動は、自分は大丈夫でも、ほかの人たちをボコボコに「ヘコませている」可能性があります。特に最近は、クレーマーに代表されるように、自分の思う通りにいかないと、他人をボコボコに「ヘコませる」ような人が目立ちます。

自動車でも、ボディが「ヘコみやすい」車は、いいところも持ち合わせています。衝突時のショックは、「ヘコむ」ことでかなり吸収されます。なにより、衝突した人や物に対して与える衝撃の強さを、軽減することができます。

逆に、戦車のような、頑丈でほとんど「ヘコまない」物体にぶつかったら、ひとたまりもありません。人間でも同じです。鋼鉄でできた戦車のような自己中心的なこころの持ち主は、自分だけは安全かもしれませんが、他人に迷惑をかけている可能性が高いのです。病的なクレーマーは、まさに戦車から砲撃を仕掛けているようなものと言えるでしょう。

◆◆◆◆◆他人を「ヘコませない」ことも大切◆◆◆◆◆

また、「ヘコむ」経験を積んでいくほうが、他人のこころを理解する能力を養えると思います。ですから、「ヘコみやすいからダメだ」と思い込むのは、いいことではありません。「ヘコみやすい」のは他人への共感性が高い、易しく表現するならば、「やさしく、思いやりがある」とも言えるのではないでしょうか。

安全性の高い自動車は、性能やデザインはパッとしなくても、根強い安定した人気があるものです。人間も、同じことが言えそうです。「ヘコみやすい」あなたも、ほかの誰かから「思いやりがある」「他人の気持ちを理解できる」とうらやましがられているかもしれません。

自分のこころを守る鋼鉄のような補強をするよりは、「ヘコんでも」また元に戻れる柔軟性や復元力を身につけるほうが、人生を充実して過ごすためには有用だと思います。また、自分の安全ももちろん大切ですが、ショックを吸収、軽減して相手のこころのダメージを少なくすることも大切です。

「ヘコんだ」人がいれば、グループの雰囲気も「ヘコむ」ように、**気持ちというものは伝染するもの**です。相手を「ヘコませない」ことは、結果的に自分を「ヘコませない」という、予防効果も持ち合わせています。

自分さえよければと利己的にならずに、他人のためになる「利他的」な精神を持つことも、「ヘコまない」技術です。

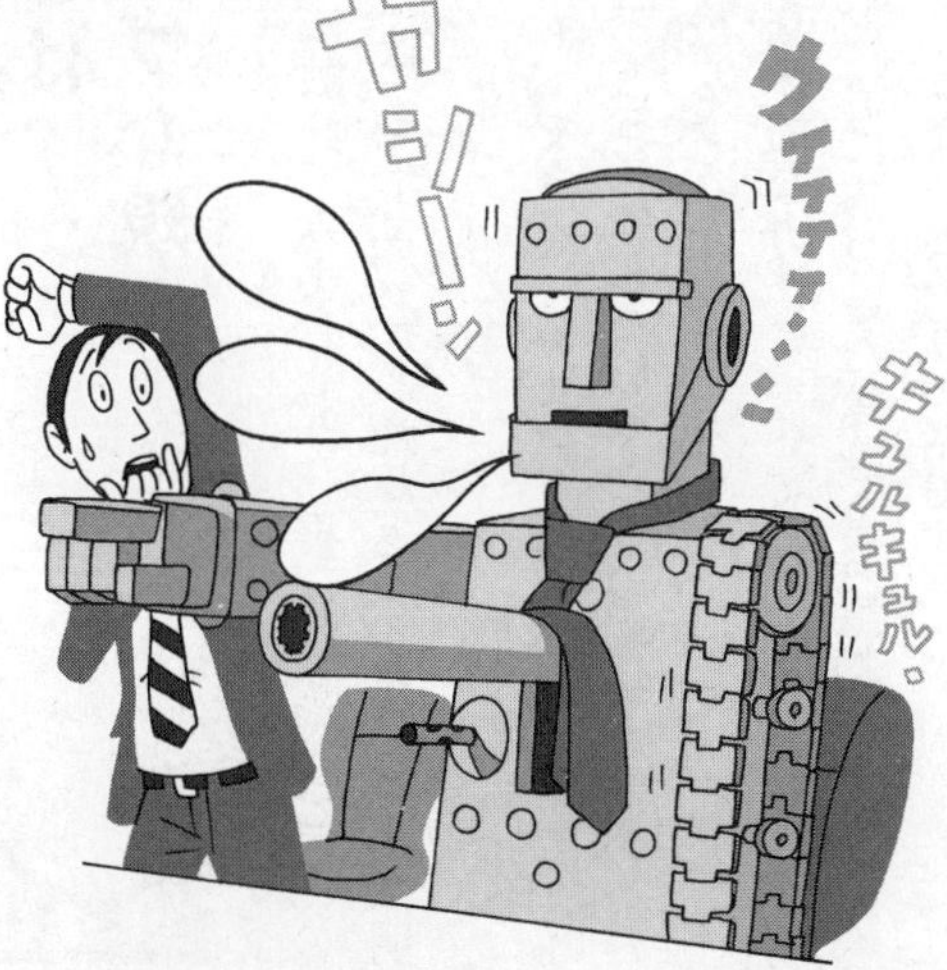

5 「ヘコむ」ことは、実はポジティブな現象

もう少し「ヘコむ」の明るい側面に触れてみましょう。再び板金やボディの例えで恐縮なのですが、「ヘコむ」には、「ポコン」と跳ね返って元に戻る、明るいイメージがあります。

こころが軽く「ヘコんだ」ときにも、できれば「ポコン」と跳ね返したいものです。もしくは、「ヘコんだまま」でも気にしないぐらいの鷹揚《おうよう》さがあったほうが、気持ちとしては楽になれるでしょう。

「ヘコみ」を「ポコン」と跳ね返す具体的な方法については、第3章以降で詳しく紹介しています。ここでは、脳科学に基づいた総論をお話しします。「ヘコむ」ことは、実は脳にとっても悪くはないというお話です。

人間は、よくも悪くも変化し続けています。いい意味での変化、すなわち「成長」あるいは「進化」は、人間の脳に備わっている「変化する能力」に基

づいています。「変化する能力」を、脳のplasticity、和訳すると**「可塑性《かそせい》」**と言います。

「可塑性」の本来の意味は、プラスチックや粘土といった材質の特徴に由来しています。粘土を指でグッと押すと、凹んだままになります。このように「可塑性」とは、与えられた刺激によって形が変化し、その変化がそのままになるような（変形したまま元に戻らない）性質のことです。

脳の実物をご覧になったことがある人は少ないとは思いますが、科学の本やテレビなどによって、脳は比較的イメージしやすい臓器だと思います。白いひしゃげたボールのような形で、表面にはシワ（専門用語では「脳溝」と言います）がたくさん刻まれています。脳の外見からも、「可塑性」は、イメージしやすい概念です。

しかし、刺激が加わるほどシワ、いや脳溝が増えるというわけではありません。電子顕微鏡レベルでしか見ることのできない、**「シナプス」**という部分の変化が、脳の「可塑性」にとっては重要なのです。

脳神経細胞は、単独で機能しているわけではありません。電子顕微鏡レベルでしか観察できない、脳神経細胞どうしが少しだけ間隔を置いて接合している部分、この接合部を、シナプスと言います。

ドーパミンやセロトニン、アセチルコリンなど、最近よく耳にすることの多いこれらの物質は、このシナプスの間を行き来して、人間の精神活動を生じさせています。たとえば、抗うつ薬は、シナプス間のセロトニンやノルアドレナリンのはたらきを強めます。アルツハイマー型認知症の進行を遅らせる薬剤は、シナプス間のアセチルコリンを強めるはたらきがあります。

◆◆◆◆「ヘコむ」経験によって、脳の「シナプス」が増加◆◆◆◆

神経科学の小難しい話になってしまいました。成人すると、脳神経細胞の絶対数は残念ながら減少していきます。しかし、経験や学習といったもので、脳神経細胞のつながりである**シナプスを維持ないし増加させることは、できないことではない**のです。

「ヘコむ」貴重な経験は、脳のシナプスを増加させ、「可塑性」を高めている可能性が高いわけです。脳にとっては、「ポコン」と跳ね返すより、脳神経細胞どうしの枝を増やして、次の「ヘコむ」経験に対する準備、耐久性を強めているわけです。

脳のシナプスを強化することが、こころのイメージからすれば「ポコン」と跳ね返せる復元力につながっていると考えています。それには、いろいろな経験が必要ですし、無駄な経験は一つもないと言っていいのかもしれません。

6 「良いヘコみ」と「悪いヘコみ」

「部長のひと言、ヘコむなぁ〜」

「プレゼンで数字間違えちゃった、こりゃヘコむわぁ……」

セリフだけで「良いヘコみ」か「悪いヘコみ」かは、判断できません。もしもこのセリフを、陽気とはいかないまでも明るい様子で話していたとしたら、それは「良いヘコみ」に入るのではないでしょうか。

人間の思考は、なんとなく漂う「気分」、喜怒哀楽の「情動」に左右されます。顔や態度に表れる「気分」「情動」の良し悪しが、「機嫌」ということになります。こういった「気分」「情動」といった感性的な要素が、人間の思考内容を決定しています。

気分が沈み、情動が不安定になると、考え方はひがみがちになってきます。

「この仕事に向いていない」

「わたしは何をやっても失敗する」

うつ病の人では、こういったマイナス思考が確信に変わってしまっています。他人が、励ますためにその思い込みを訂正しようとしても、うつ病の人のマイナス思考はビクともしません。いわゆる、うつ病の被害妄想と呼べるものです。晴れない抑うつ気分、自信喪失による不安が、否定的・虚無的考えをさらに妄想にまで強めてしまうのです。

「オレはダメ人間で存在価値がない」

「わたしが仕事をしていては他人や会社に迷惑をかける」

「生きていても仕方がない」

などと、否定妄想、被害妄想に陥ってしまうと、もはや「ヘコみ」とは呼べないでしょう。生気が乏しい、険しい表情を浮かべながら、抑揚のないボソボソとした口調で話している、そういうイメージです。

冒頭のセリフをこういった様子で話したとすれば、「ヘコみ」は深刻であると評価しなければならないでしょう。「ヘコむ」理屈や内容よりも、「ヘコみ」を支える気分、情動といったものが、復元には重要な役割を果たすのです。

「ヘコみ」を、前向きな方向に頑張って跳ね返すことができれば、それにこしたことはありません。しかし、そうもいかない場面もあるでしょう。前向き、ポジティブとは言わないまでも、多少の明るさ、情緒の安定性は、保ちたいものです。

◆◆◆◆◆「さあ、頑張るぞ」より「まあ、こんなこともあるさ」◆◆◆◆◆

「さあ、これから頑張るぞ！」というように、豪速球でねじ伏せるようなスタンスもいいのですが、切迫感や悲壮感が伴うようでは、やはり無理があると言わざるをえません。自分の中での情動が、安定しているとは言いがたいのではないでしょうか。

「まあ、こんなこともあるさ」というように、**力を抜いてサラッといなしてしまう**のが、「良いヘコみ」にしていく技法なのかもしれません。なぜならば、この一種のあきらめ、脱力感が、気分の重圧を取り除き、情動の不安定さをいくばくか落ち着かせてくれる効能があるように思うからです。

重度のプレッシャー、緊張感によるストレスが、気分を重苦しくし、不安や焦りを生じさせることは、現実社会でもよく見られる現象です。こういった状況下では、マイナス思考、すなわち「悪いヘコみ」にはまり込んでしまう危険性が高いと言えます。

「ヘコんだ」ときでも、「良いヘコみ」に変えていこうと努力するのは、メンタル維持のためにも重要なことですし、「ヘコみ」復元力をつける近道なのではないでしょうか。

第2章

なぜ、あなたは「ヘコみやすい」のか？

1 「ヘコむ」脳内メカニズムを知る

人が「ヘコむ」ということは、怒られた、物事がうまくいかないなど、ネガティブな外的刺激、俗な表現をすればストレスに対する一時的な反応の一種です。

不愉快な刺激を受けたあと、思わしくない物事が起こってしまったあとなどの、「こころの事後処理中」とも表現できるかもしれません。

ストレスに反応するのは、脳の中でも**「大脳辺縁系」**という部分です。大脳辺縁系は生物としての本能的なはたらきを担当しているので、別名「古い脳」とも言われます。「動物的な脳」とも言えるかもしれません。

短期記憶をつかさどる**「海馬」**、恐怖や不安の発信源である**「扁桃体」**、認知機能から感情処理まで幅広い機能を担っている**「帯状回」**、これらの脳の部位はいずれも大脳辺縁系に属します。

外部からのストレスは、まず短期記憶をつかさどる海馬にダメージを与えます。ストレスを被った海馬は、ネガティブ感情の源である扁桃体に、「ツラい」「キツい」といったネガティブ感情を起こすように信号を送ります。

こうして、海馬の一時的な「ヘコみ」によって扁桃体が騒ぐ。これが、「ヘコむ」メカニズムです。

◆◆◆◆◆「ヘコんだ」気持ちを元に戻す復元メカニズム◆◆◆◆◆

一方、海馬の「ヘコみ」をポコンと跳ね返す復元力の源は、**「前頭前野」**と呼ばれる部分です。前頭前野は、外部からの情報を認知し、判断や決定を下す重要な役割を持っています。扁桃体から発信される「ツラい」「キツい」といったネガティブな感情が正しいかどうか判断しているのも、前頭前野です。

上司に怒られた、プレゼンでしどろもどろになった……こうした強いストレスを受けたときも、

「あの上司は誰に対しても厳しいから」

「ツイていない日もあるさ」

などと考え、「へこんだ」気持ちを元に戻す復元メカニズムが、健康な人間の脳には備わっているのです。また、こういった「へこみ」経験を積み重ねていくことで、衝撃に対する耐久性もついてきます。

後述しますが、「へこみ」が慢性化して持続し、跳ね返すことが難しくなってくると、うつ状態に近づいてきます。それにもかかわらず、休息を取らない、さらに自分を追い込むといった「回復を妨害するような習慣」を続けていれば、うつ病という診断になってしまう可能性だって否定はできません。

うつ病になると、セロトニンなどの神経伝達物質のバランスが崩れてしまい、「へこみ」に対する耐久力、復元力が落ちてきます。つまり、前頭前野のはたらきが心許《こころもと》なくなってくるのです。

「へこみ」に対する耐久力や、「へこんで」も跳ね返す復元力は、**前頭前野の機能をいかに健全に保つか**にかかっているわけです。

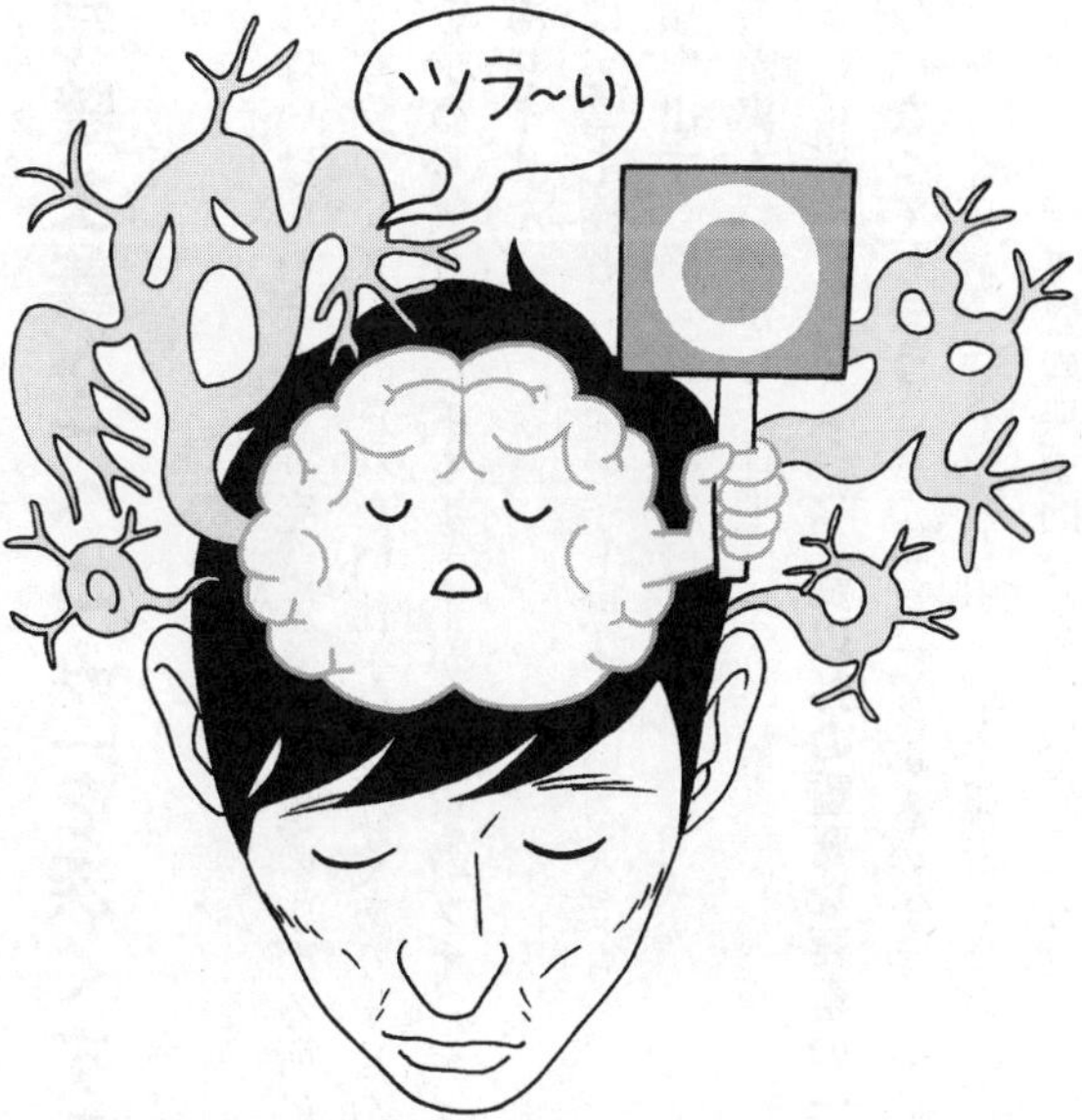
ツラ〜い

2 完璧主義が「ヘコみ」を深くする

「完全でなければいけない」という完璧主義は、世の中至る所にはびこっています。確かに、寸分のミスも許されない仕事は少なくありません。また、100%のレベルを求める気合いとエネルギーが、仕事のクオリティを高めていることも間違いありません。

ただ、自分は完璧主義者じゃない、と思っている人でも、

「このまま書類を出すと怒られるのでは……」

「もう少し資料が集まってから、仕上げよう」

などと完全を目指しているうちに、**質以外の重要な要素の一つである「時間」がおざなりになってしまう**ことが意外に多いものです。時間をかけて入念に取り組んでいたつもりが、「なんでもっと早く報告しないんだ」と注意されてしまうケースが、完璧主義の典型的な失敗例でしょう。

「100%の仕上がりじゃないと心配」

「どこか落ち度があるのではと、不安になる」

こういった完璧主義の人は、ちょっとした失敗でも簡単に「ヘコんで」しまいます。自動車でも、ファッショナブルでスタイリッシュなボディは、強度がその分弱く、少しの衝撃でヘコみやすい……という比喩は強引でしょうか。

いずれにせよ、完璧主義は「ヘコみ」からの復元力も奪ってしまいます。

カナダ、ブリティッシュ・コロンビア大学のポール・ヒューウィット教授らの研究によって、自分を責めてしまうタイプの完璧主義者が、うつ病になりやすいことがわかりました。仕事が順風満帆に進んでいるときはいいのですが、異動や転職といった環境変化、人間関係の軋轢《あつれき》、重大なプロジェクトなどの負荷が加わったときに、完璧主義が悪いほうに向いてしまい、うつ病を発症する危険性が高まるとされています。

◆◆◆◆◆完璧主義者は1%のミスでも「ヘコんで」しまう◆◆◆◆◆

会社の人や友人、家族からの期待が大きい人も、要注意です。期待に応えよ

うとするあまり、

「あいつに任せたのでは心許ないから、自分だけでやってしまったほうがいい」

「今度の同窓会の幹事は、例年にない演出で必ず盛り上げてやろう」

などと、意識しないまでも、**目標を実現不可能なくらいに高く設定**してしまいます。意気込みが空回りしてしまい、あげくのはてに失敗してしまうことは、珍しくないのではないでしょうか。

自分への信頼、周囲からの期待の両方を裏切ることになってしまうので、「ヘコみ」の程度が深刻なのは言うまでもありません。完璧主義の人は「ヘコむ」ダメージが強く、また「ヘコみ」からの復元力もいまひとつなのです。「100%じゃないと気がすまない」という考え方では、1%のミスでも「ヘコんで」しまいます。程度を下げて「70%か80%でいいや」と思うと、1%のミスでは「ヘコま」なくなります。むしろそのくらいアバウトなほうが、より強靭《きょうじん》な「復元力」を養えて、「ヘコんでばかり」のネガティブ思考が染みついた完璧主義者よりも、大成すると思うのです。

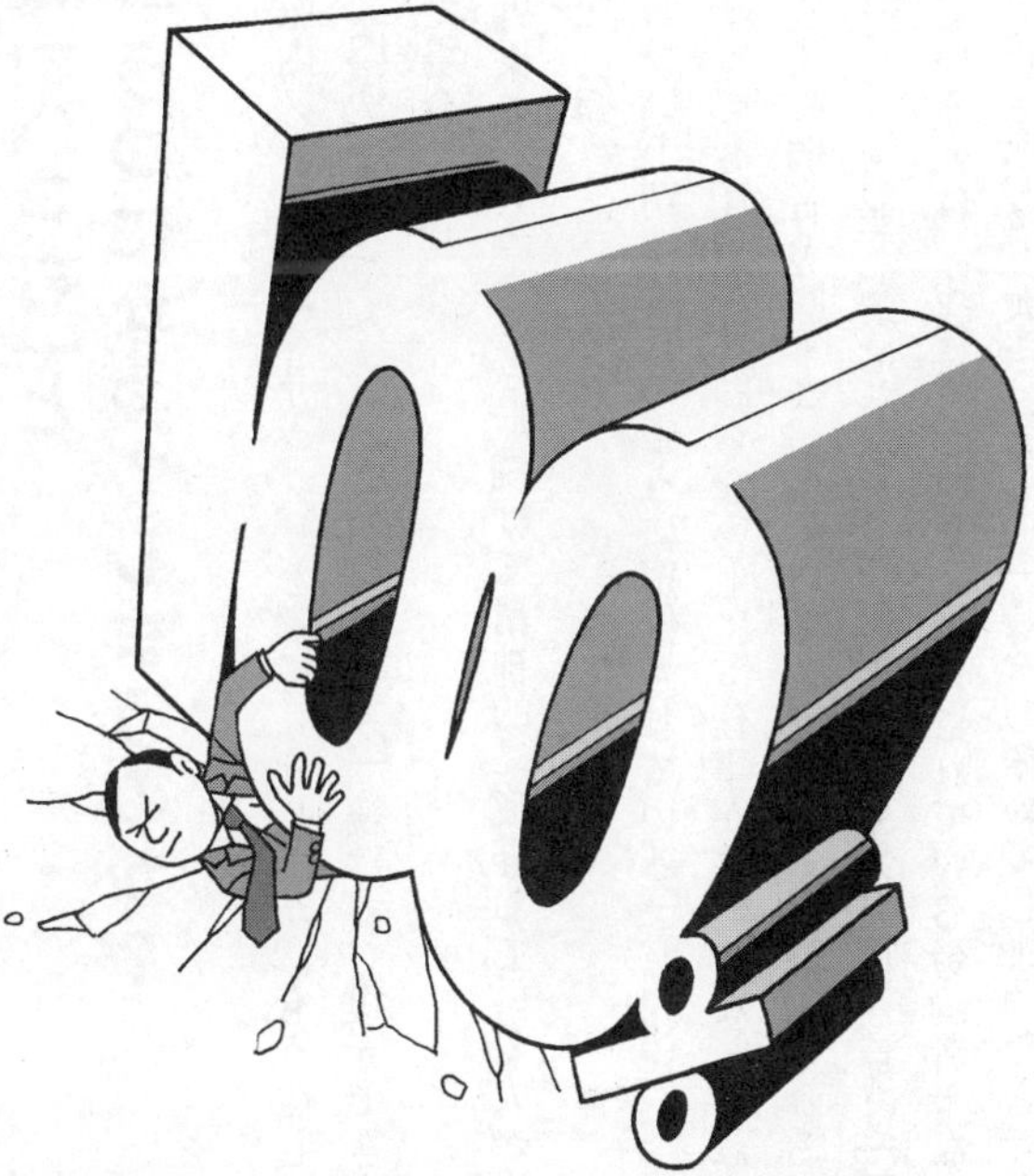

3 「ヘコむ」とうつになってしまうのか？

「ヘコむ」脳内メカニズムをザックリと解説しましたが、もう少し「うつ」と「ヘコみ」の関係を考えてみましょう。「ヘコみ」続けて、復元できずに慢性化してしまった場合です。

わたしの外来でも、「ヘコみ」続けて精神的に疲弊している人が少なくありません。たとえば、

「ソリの合わない上司に毎日のように罵倒されている」

「やってもやっても仕事が終わらない上に、仕事が遅いとなじられる」

「サービス残業の弱音を吐くと、露骨にやめてしまえと怒鳴られる」

従業員に対して劣悪な環境での労働を強いる企業、俗に言う**「ブラック企業」**に勤めている人は、現代における「疎外されている労働者」なのかもしれません。経済的な悩みも大きいので、「じゃあやめてしまったら」などと安易

な助言をするわけにもいきません。自分の努力で解決できる範囲を超えたストレス環境の中にいる人に対して、医療者としてもストレスとうまくつき合う有効なアドバイスをなかなかできないのが現状です。

こういった泥沼状態から抜け出せず、「ヘコむ」という軽い言葉を使うのがはばかられるくらいの「うつ状態」になってしまい、精神科の治療を求める人が少なくありません。許容範囲を超えた強いストレスに毎日のように晒《さら》されていると、耐久力がつく程度も超えてしまい、「うつ病」と診断されて仕方のない状況に追い込まれてしまうのです。

うつ病は、さまざまな仮説はあるものの、体系だったメカニズムはいまだに解明されていない病気です。その原因についても、セロトニンなど神経伝達物質の異常、前頭葉の血流低下、遺伝子の関与などが指摘されていますが、「人間」社会のストレスという難しい要因が加わります。ここが、動物実験の結果をそのまま人間に当てはめることが難しいボトルネックになっているのです。

◆◆◆◆◆ストレスを受けると、「脳体積」が縮む!?◆◆◆◆◆

批判を覚悟で、理論を簡略にお話しすることにしましょう。

うつ病では、長期間のストレスによって、本来なら「ヘコみをポコンと跳ね返す」復元力を支えるはずの、海馬―扁桃体―前頭前野の機能バランスが損なわれてしまいます。小さなストレスに対しても敏感になり、「不安」「恐怖」というネガティブ感情を引き起こす扁桃体が過敏に反応してしまいます。

さらに、ネガティブ感情をコントロールする前頭前野の活動性が、うつ病では低下することがわかっています。つまり、うつ病になると、自分のネガティブ感情を上手に処理できなくなるのです。

自動車は事故による衝撃を受ければ、ボディがヘコみます。**脳も、ストレスという衝撃を受けることで脳体積が縮んでしまう**、文字通りに「ヘコんでしまう」現象が、研究で確認されてきているのです。

イエール大学精神科のロナルド・デュマン教授のグループは、うつ病のシナプス異常に関する論文を精力的に発表しています。神経と神経との架け橋であるシナプスの減少や機能異常から、脳細胞が減少するメカニズムの研究が、現在も進んでいます。

健康な脳ならば、前頭前野のはたらきによって脳の「ヘコみ」は、すぐに回復する復元力を持っています。「ヘコんだ」ままの脳にならないためにも、脳の「ヘコみ」修復機能を維持すること、これが「うつ」を跳ね返す基本です。

4 「ヘコみやすい」性格と「ヘコみにくい」性格

「ヘコみやすい」性格の特徴を、まず考えてみましょう。

キーワードとして、繊細、敏感、他人の目を気にしやすい、などが挙げられます。ほんのわずかなミスにも動揺してしまう完璧主義も、「ヘコみやすい」要因の一つでしょう。

一概には言えないかもしれませんが、デリケートな一面を持っている人ほど「ヘコみやすい」という傾向があるように思います。デリケートをプラスの視点で見ると、几帳面、丁寧、きっちり。マイナスの表現としては、細かい、視野が狭い、などが当てはまります。

人間の性格については、古代ギリシャ時代からたくさんの心理学者、精神医学者が関心を持って分類に努めてきました。

有名なところでは、やせ形やマッチョといった体型から気質や性格を分類できるとした、ドイツの精神医学者、エルンスト・クレッチマーによる分類が知られています。**やせ形は神経質、メタボ体型は社交的、マッチョ体型はしつこいこだわりタイプ**、といった分け方です。

科学の進んだ現代から見れば、血液型占いと同程度ではないかと怪しむ人が多いでしょう。しかし、性格と脳科学との関連性の研究は、クレッチマーを嗤《わら》えるほど進歩しているわけではありません。

そもそも人間の性格はどのような科学的メカニズムで作られていくのか、先天的な遺伝子によるところが大きいのか、それとも後天的な環境・経験が大きいのか、といったことはわからないのが現状なのです。

◆◆◆◆◆「ヘコみにくい」性格の持ち主はイヤな人!?◆◆◆◆◆

こう書いてしまうと、「ヘコみやすい性格」についても、あやふやになってしまいます。もう少し話の内容を深めるために、アメリカの精神医学者、ロバート・クロニンジャーに登場してもらいましょう。

クロニンジャーの唱えた性格理論は、心理学と脳科学の両方の視点を取り入れた、もっとも信頼できる理論の一つです。

クロニンジャーによれば、完璧主義者＝「ヘコみやすい人」の特徴として、融通が利かずに、重要でないことに「固執」してしまう気質が挙げられると言います。思考と行動の柔軟性を欠いた性格に、怒りの矛先が自分に向いてしまう「自己志向性」が加わると、「ヘコみやすい」性格が形成される可能性があると言うのです。

コツコツとまじめだけれども、落ち込むとすぐに「自分はダメだ」と、自分に意識が向いてしまう人は確かに少なくなさそうです。こういう人が、「ヘコみやすい」性格の持ち主というのは、あながち間違っていないのではないでしょうか。

では、「ヘコみにくい」性格というのは、存在するのでしょうか。

「ヘコみやすい」性格の反対とするならば、「融通が利いて」「自分よりも他人に意識が向く」ということになりますが、こういう人は人間社会では厄介な存在です。言い方を変えれば、「いい加減で」「他人に責任転嫁する」、なんともイヤなキャラですね。

「ヘコみやすい」性格を悪者と決めつけることに、わたしは反対です。「ヘコみやすい」人は、まじめで細やかなこころの持ち主なのですから。

あえて克服したいならば、**厚顔な「ヘコみにくい」人になるより、デリケートながらも「ヘコみを跳ね返せる」人を目指す**ほうが、人格の成長という意味でも正しい方向のような気がします。

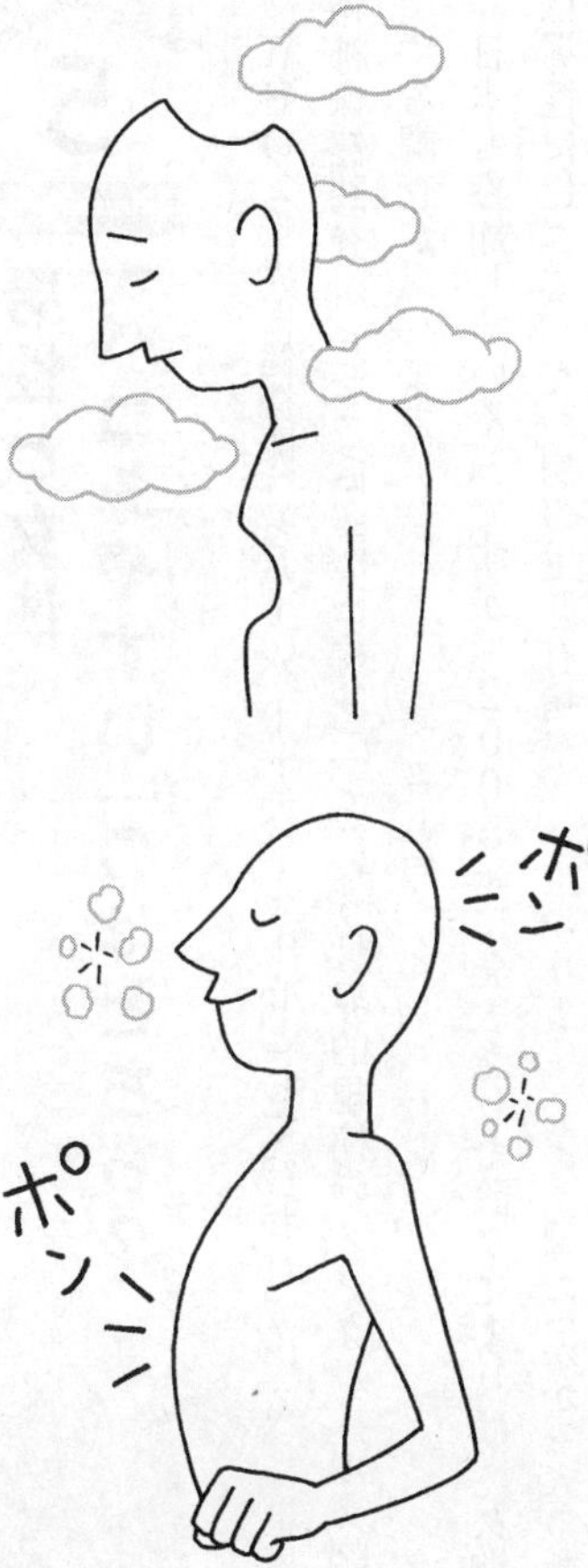

5 男性と女性、「ヘコみやすい」のはどちら？

WHO（世界保健機関）とハーバード大学を中心として行われている、「世界精神保健調査（World Mental Health）」という世界的規模のメンタルヘルスに関する調査があります。

日本も参加しているのですが、2005年に発表された論文によれば、女性は男性に比べて、うつ病の生涯有病率（一生のうちに一度は病気にかかる人の割合）が約2倍も高いという結果が出ました。

この研究結果から、「女性のほうがヘコみやすい」とするのは、あまりにも短絡的な見方でしょう。ただ一般的に、**女性のほうが「ヘコむ」要因が多い**ということは言えるかもしれません。

たとえば、女性はキッチリしている部分が男性に比べて多いように思います（例外的に「片づけられない女性」などもいるかもしれませんが）。特に、服装や化粧などについては、男性から見れば必要以上に力を入れているなと感じることも多々あります。

「今日はどの服を着ていこうかしら。カバンとのコーディネートは大丈夫？　クツは……？」

「あの人はエルメスのバッグを持っているから、わたしはボッテガヴェネタで……」

他人の評価に敏感、できれば他人に負けたくない……こういった自己評価の基準を他人に置く傾向は、日常生活では女性のほうが強いと言えるかもしれません。そして、こうした自己評価の拠り所を他人にしてしまう傾向は、「ヘコみやすさ」に遠回りながらもつながっているのです。

たとえば、何か少しミスをしてしまったとき、こういう人は「（他人から）怒られる」「（他人に）迷惑をかけてしまう」という思いで頭がいっぱいになってしまいます。そうすると、客観的に見て同情すべき失敗理由があった場合でも、失敗をすべて「自分の力不足」と思いこんでしまい、結果的に「自分は何をやってもダメだ」という無力感を持ちがちです。

一方、医学的には、女性には「月経」がついてまわります。月経前の気分の落ち込み、イライラは、「月経前症候群」としても有名です。

また、月経だけでなく、妊娠、更年期などのイベントを抱え、男性に比べて不安定なホルモンバランスも、ヘコみと無関係ではありません。**女性ホルモンであるエストロゲンには、セロトニンの活動を低下させるはたらきがある**ことも知られています。医学的にも、女性に「ヘコみやすい」不利な点が存在するのは、事実と言わざるをえません。

◆◆◆◆◆「ヘコみ」に対する訓練度合いは女性のほうが上◆◆◆◆◆

ここまで読んで「ヘコんでしまった」女性の方、そうガッカリしないでください。学者の研究ではこうした「ヘコむ」話ばかりですが、実際の臨床現場では、**女性のほうが人生の苦難に対してタフ**である場合がほとんどです。離婚をして心身ともにダメージを受けるのは、えてして男性のほうです。伴侶との死別でも、おばあさんは逆に元気になる人もいるくらいですが、男性は奥さんに先立たれると、あっという間に後を追うパターンが少なくありません。

女性は、月経に伴う周期的な痛み、だるさ、そして精神的「ヘコみ」を、年に十数回経験するわけです。「ヘコみ」に対する訓練度合いは、男性の比ではないのです。女性が「ヘコむ」要因はたくさん挙げられますが、「ヘコみを跳ね返す」要因も、まだ未発見のものも含めて多く存在するのではないかとわたしは考えているのですが、皆さんはどうお感じでしょうか。

「ヘコみにくさ」は、あくまで個人差です。しかし、女性がより「ヘコみやすい」と考えている人がいたら、違った見方もあるということを、強調しておきたいと思います。

6 「ヘコみやすい」のは親のせい？

「ヘコむ」という心理現象を、批判を覚悟で精神分析の視点から読み取ってみましょう。

精神分析は、後で詳しく述べますが、父親と子どもの相克である「エディプス・コンプレックス」を基本概念としています。**精神分析の祖であるジークムント・フロイト**が、「ヘコみ」に近い概念である「悲しみ」「憂うつ」をどう考えていたかを振り返ることで、「ヘコみやすい」人格に親の影響があるのかどうか、見えてくるかもしれません。

フロイトは、『悲哀とメランコリー』という著書の中で、「悲しみ」と「憂うつ」とを区別しています。「悲しみ」は、家族やペットなど愛する者や対象を失って生じる悲哀です。「悲しみ」の処理は、ゆっくり時間をかけて悲しむことです。このこころの「喪」の作業を行うことで、再び別の対象へ愛情を注げるようになります。

家族を失ったときは「ヘコむ」のような軽い表現は適当ではないかもしれないですが、失恋による「ヘコみ」などはこの「悲しみ」と似ているところがあるように思えます。

一方で「憂うつ」は、「悲しみ」とはやや異なります。フロイトは「憂うつ」に関して、

「苦痛に満ちた深い不機嫌」

「外部に対する関心の放棄」

「愛する能力の喪失」

「自責や自嘲など、自尊感情の低下」

といった特徴を挙げています。かなり投げやりな姿が想像できます。意気消沈型の「ヘコみ」に対し、自暴自棄型の「ヘコみ」とも言えるでしょうか。

◆◆◆◆◆「両親との距離感」はメンタルに大きく関わる問題◆◆◆◆◆

「悲しみ」「憂うつ」、どちらにも共通しているのは、「喪失」という経験かも

しれません。精神分析の基本概念であるエディプス・コンプレックスも、喪失への恐怖を根底としています。

エディプス・コンプレックスとは、幼稚園ぐらいの子どもが、異性の親に対して愛情を感じ、同性の親に嫉妬心を感じる心的葛藤状態を指します。同性の親に異性の親を奪われて、「喪失」してしまうのではないかという、恐怖感があると言うのです。

現実の日常生活においては、エディプス・コンプレックスの名の由来となった、ギリシャ悲劇『オイディプス王』のような「父殺し」は起こりえません。しかし、たいていの人は、両親にはアンビバレントな（相反する）心情を持っているものです。

小さい頃は「ミュージシャンになりたい」「プロ野球選手になりたい」と、自分の好きな道に進みたいのに、「公務員がいい」「医者がいい」と親が反対する。親の期待に応えることでほめられて快を得ていたあなたが、コンプレックスに直面して大きく「へコんだ」経験はなかったでしょうか。

自意識過剰を前面に出す「中二病」でも発症していれば、まだスッキリしたかもしれません。それでも、**両親があなたに貼った「いい子」というラベルは、大人になってもなかなかはがれない**ものです。この「ラベル」をはがすときに、大きく「ヘコんで」「歪《ゆが》んで」しまうこともあるかもしれませんが、それは先述した「喪」＝「親殺し」という作業とも言えます。

こう考えると、ある種の「ヘコみ」は、親子関係と無縁ではないのかもしれません。本来の自分の欲望を抑圧して、両親の期待に応えようとする自分がいる人は、両親の影響を受けない中立的な自分を持つべきでしょう。

家族の力関係、心の動きが、当人のメンタルに大きく関わってくるのは当然ですので、両親との距離感は臨床の現場でもしばしば問題になります。難しいテーマなのですが、両親との上手な距離感の維持は、「ヘコまない」ための高等テクニックの一つです。

7 すぐ「へこんでしまう」ことは、すぐ「跳ね返せる」証拠

「急に悪くなった病気は、（治療すれば）スピーディに良くなる」

「潜んでいてなかなか見つからなかった病気は治りにくい」

医療の世界で通説になっていることですが、これは研究論文やデータを基にしたものではなく、臨床現場での経験談や勘に基づいた話です。例外は当然あるかもしれませんが、同業である医者どうしで話をしてきた経験からも、それほど的の外れたものでもなさそうだと、わたしは思っています。

うつ病にも、こういった傾向が見られます。はっきりしたストレスがないにもかかわらず、「眠れない」「食事が進まない」といったうつ症状が比較的急速に生じてくる患者さんがいます。

「うつ病は、他人にもはっきりわかるきっかけがある」と思っている人も多いですが、必ずしもそういう典型的な人ばかりではありません。タバコをまった

く吸ったことのない人でも、肺がんになることもあります。ストレスも同じで、まったくストレスがなくても、うつ病になってしまうこともありうるのです。

こういった「きっかけ」がはっきりしないうつ病の場合は、遺伝子など脳科学的な要因が強いのではないかと、現代医学では考えられています。うつ病の遺伝子はまだ特定されていませんが、親子代々うつ病など、遺伝性の強いタイプの家系も一部においては見られます。

話が少し逸れてしまいましたが、ストレスといった社会的な要因によってじわじわと悪化していくうつ病よりも、遺伝子やセロトニンなど脳科学的要因によって比較的急速に悪化するタイプのうつ病ほど、抗うつ薬が効きやすい傾向があります。専門用語で「内因性」というのですが、「ヘコむ」のも人の「脳」によってさまざまだ、ということがわかってきました。

◆◆◆◆◆「ヘコんだことがない」という人は要注意◆◆◆◆◆

ずっと病気の話でしたが、日常生活のちょっとした「ヘコむ」ことでも、当てはまるところが少なくありません。ちょっとしたことですぐ「ヘコんでしまう」ことに気づいているということは、重要です。自分の「ヘコみ」に気がつくことで、当初は意気消沈していても、結局は「こんなこともあるさ」「明日から頑張ろう」など、その人なりの復元力を示して、跳ね返していけるのです。

自分の「ヘコみ」に気がつかない、あるいは立ち直れないくらいに深刻に「ヘコんで」からでは、跳ね返すのも容易ではありません。見えないストレスが、断続的にあなたの心身を「ヘコませている」場合だってありえます。「ヘコみ」過ぎて、復旧不可能になってからでは遅すぎます。

すぐに「ヘコんで」、すぐに「跳ね返す」。早い対応がいいのは、言うまでもありません。ちょっとしたことですぐに「ヘコんで」しまう人は、「ヘコみ」続けないようにすることで、メンタルな耐久力がついてきます。

むしろツラいことが続いても、**「ヘコんだことがない」という人は、注意するべき**かもしれません。「ヘコみ」に気がつかないか、「ヘコみ」を認めたくない、そういう自己認識が低くなっている可能性もあります。

これは、冒頭で述べた「なかなか見つからない病気は、治りにくい」と、似ている部分があるように思えてなりません。

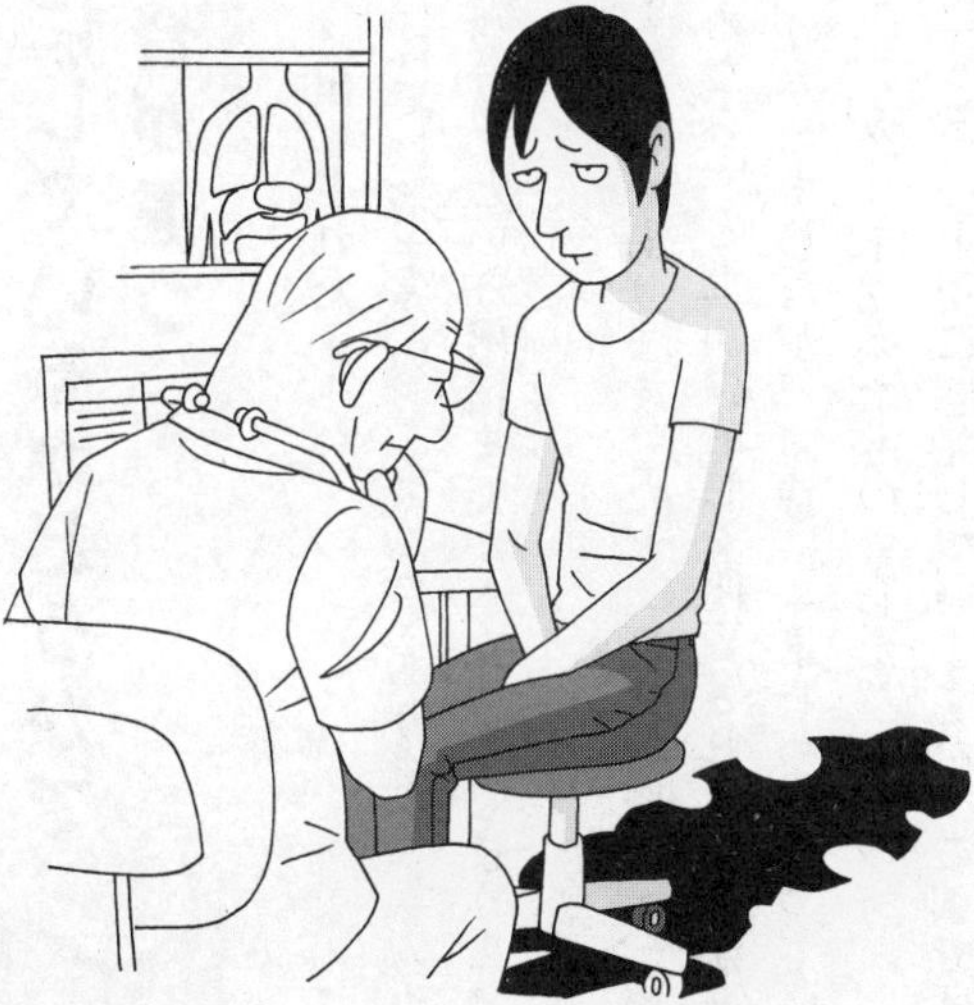

8 自分を大切にしているかどうかで、「ヘコみ」具合が違う

上司から怒られた、友達からダメ出しされた……。

こういった経験は「ヘコむ」だけでは済まないことがよくあります。「ムカつく」という不快感、あるいは「怒り」という感情までかき立ててしまうことも、少なくないのではないでしょうか。

わたし自身も、そうした経験がたくさんあります。たとえば研修医の頃、優柔不断なあまり、「医者なんかやめたら」と上司に厳しく叱責されたことがありました。そのときは大いに「ヘコみ」ましたが、同時に「まじめにやっているのに、なんで怒られるんだ」という怒りを覚えたものでした。

今では「厳しく指導してくれた」とその上司に感謝していますが、ここではきれいな回顧談で終わらせず、もう少し心理的に分析をしてみましょう。

注意されたり、欠点を指摘されたりすることは、「自分の弱さ」をはっきり

と指摘されることにほかなりません。**自分の弱さをどうでもいいと考えている人は、それを指摘されてもおそらく「ヘコまない」**でしょう。

しかし、たいていの人は「自分の弱さ」を嫌っているものです。「自分の弱さ」を否定するということは、強い自分でありたい、もっと向上したいという「自己愛」が、多かれ少なかれ存在していることにほかなりません。自分が傷つくのを、なによりいちばん怖れているわけです。

研修医時代に怒られてムッとしたわたしも、「自分の弱さ」を嫌って認めないことで、自分を防御したい気持ちが強かったことになるのでしょう。防衛的であったと批判されても、何の言い逃れもできません。

「自分の弱さ」との戦いは、成長の意味では通過しなければならないものでしょう。人は誰でも、傷つきたくないという防衛本能を持っています。ある程度防衛的であることは、受け入れざるをえないことなのかもしれません。とはいえ、「自分の弱さ」を嫌う防衛があまりに強すぎると、デメリットも生じてきます。

◆◆◆◆◆「自分の弱さ」を受け入れる練習を◆◆◆◆◆

人間の心理には、**「投影」**という防衛機制があります。

自分にとって受け入れがたい不愉快な考えや感情を、無意識のうちに自分のものではなく他人のものにして、安心感を得るというメカニズムです。もっと簡単に言えば、本来自分が持っている感情を相手側が持っているものとして解釈することです。

「僕が部長を嫌いなんじゃなくて、部長が僕のことを嫌っているんだ」という心理が、「投影」にあたります。部長が僕のことを嫌っている客観的事実はあやしく、僕の「思い込み」であることがほとんどでしょう。

「自分の弱さ」を受け入れないことが、「投影」として相手に対して誤った感情を抱いてしまい、怒りのこもった「ヘコむ」機会を増やしてしまいかねません。それは、精神的にはツラいことです。

「自分の弱さ」を嫌わずに受け入れることは、難しいことかもしれません。しかし、怒られて相手に「ムカつく」ことは、自分の弱さに「ムカつく」ことでもあるのです。

「ヘコんでしまう」弱い自分も、「しようがない」「これも自分の持ち味」と認めてあげる懐の広さが、「ヘコみ」からの復元力には必要かもしれません。

自分のネガティブな感情を、光が鏡で乱反射するような乱〝投影〟させないように、短所も受容していく練習がいくつになっても欠かせないと思います。

9 なぜ、ポジティブ思考でかえって「ヘコんで」しまうのか？

お酒を飲まない方には申し訳ないのですが、ワインの例で話を進めます。

奮発してフレンチなりイタリアンなり、人気のレストランに行ったとしましょう。趣向を凝らしたシェフのディナーに舌鼓を打ちながら、ソムリエおすすめのワインを堪能していると、ワインの残りがふと気になりました。そこでソムリエに確認すると、半分ぐらい残っているそうです。

このとき、「もう半分飲んでしまったのか……」とがっかりしてしまう人もいれば、「まだ半分もある！」とうれしく思う人もいるでしょう。同じ事実であっても、見方や考え方によって解釈がまったく異なることはよくあります。

一般的には、前者のような「ネガティブ思考」よりは、後者のような「ポジティブ思考」を持ちましょうと、推奨されています。

確かに、こういった前向きな考え方は、不況で閉塞している世間を生きていくには重要な考え方です。社会への不満や他人の悪口など、物事の負の側面ばかりを見つめてしまうと、生きる意欲やエネルギーが削がれてしまうからです。職場でも、ネガティブ思考に染まっている人といっしょに働きたい人は少数派でしょう。

◆◆◆◆◆バランスの取れた「ネガ・ポジ思考」が重要◆◆◆◆◆

ただ、「ポジティブ思考」という言葉が、ビジネス書や雑誌などマスコミ媒体、あるいは心理系の学会に至るまで、やや濫発《らんぱつ》されているような印象を持たずにはいられません。現実的な吟味もせずに、あるいは、失敗やうまくいかない可能性を頭に入れずに、たんに「うまくいく気がする」では、やはり無責任のそしりは免れないでしょう。

なにより「ポジティブ思考」という精神論では太刀打ちできないくらいの現実的な失敗が実際に生じた場合、逆に緊張の糸が切れてしまう危険性もなくはありません。

特に日本人の場合は、「ポジティブ思考」に欧米人ほど慣れているわけでははありません。ポジティブ思考疲れではないですが、「なんでわたしは前向きになれないの？」と、自分を過小評価して「ヘコむ」ようでは逆効果です。

「うまくいかないこともあるさ」「失敗は想定内」といった程度のネガティブ思考、いや厳密には両者が共存するような「ネガティブ・ポジティブ思考」のほうが、「ヘコみ」には強いのかもしれません。ネガティブな事態が起きても、「デコボコ」思考で臨めば、どこがヘコんでいるのかはっきりしなくなりますから。

医学を含めて科学の世界では、仮説通りにいかないという失敗がつきものです。自分の立てた仮説に従っても予期された結果が得られなかった場合は、仮説を見直します。失敗で「ヘコんでしまう」のではなく、ただでは起きないくらいのしぶとさが、自然科学には必要とされているのです。

このように**「うまくいかないことも織り込み済み」**という心構えを、「プリペアード・マインド」（直訳すれば「準備されたこころ」）と言います。科学者のような冷徹な考え方は、「ヘコんでも」立ち直れるヒントを与えてくれます。バランスの取れた「ネガ・ポジ思考」がヘコまない技術のキモとも言えるでしょう。

第3章

ヘコんでしまったときの「応急処置」

1 「すべて自分のせい」とは絶対に考えない

人間は、「ヘコんで」抑うつ的になると、元気がなくなるのはもちろんですが、攻撃性が顔を出してきます。たとえば、最近議論になっている「新型うつ」などと称されているタイプでは、

「成果がうまく出せないのは会社のせい」

「部長のせいで、うつになってしまった」

というように、他者に対する攻撃性が現れます。

攻撃性が出るのは「新型うつ」タイプばかりではありません。まじめで責任感が強く、どんな失敗にも負い目を感じる実直なタイプ、いわゆる古典的なうつ病の特徴である**「メランコリー親和型」**にも、攻撃性は潜んでいます。

「メランコリー親和型」の基本は、秩序を重んじる精神です。したがって、ルールからはみ出るのを嫌う傾向が強く現れます。タバコのポイ捨てや列の割り

込みの場面を見て義憤に駆られる人は、「メランコリー親和型」の傾向を持っている可能性が濃厚と言っていいでしょう。

また、他人への思いやりにあふれ共感性が高いのも、「メランコリー親和型」の特徴です。こうしてみると、人格的に申し分がないように思えますが、好ましくないところも併せ持っています。

たとえば、自分の仕事やその成果に対して過度に高い要求水準を持っています。客観的に達成できそうにもない目標を立てがちで、やはり失敗に終わると、攻撃性の矛先が自分に向かいます。

辛抱強い人格者のこころの中身は、ストイックに自分を傷つけていることに耐えている姿でもあるのです。

◆◆◆◆「部分的責任転嫁」がヘコまないコツ◆◆◆◆

一生懸命やってもなかなか結果が出ないときや、頑張ったのに失敗してしまったときに、すべてを自分のせいにしていたら、自分が持たなくなってしまいます。

自分を「ヘコませ」がち、いや責めがちな人は、自分の結果責任だけを考えるのではなく、自分以外にもうまくいかなかった原因が少しはあるはずだと、気軽に考えるほうがいいでしょう。

あるいは、責任、原因をシェアするという考え方もあります。

交通事故でも、責任が100対0というケースは、そう多くはないはずです。あまり思い詰めず、**「原因は自分にもあるが、他人も0％ではないはず」**と、うまく他人にも責任を負ってもらいましょう。

かといって、「全部あいつが悪い」というような極端な責任転嫁はもちろんNGです。「ヘコんだ」ときの攻撃性を、どうやって穏便にコントロールするか。これが問われます。「ヘコませる」圧力を分散させる、といったイメージでしょうか。

「オレってダメだなぁ」と落ちこんだときは、「タイミングも悪かった」「もうちょっと課長が積極的だったらなぁ」などと、責任を自分以外のことに少しそらしてみましょう。全面責任転嫁ではなくて、部分的に転嫁するのが、「ヘコまない」ポイントです。

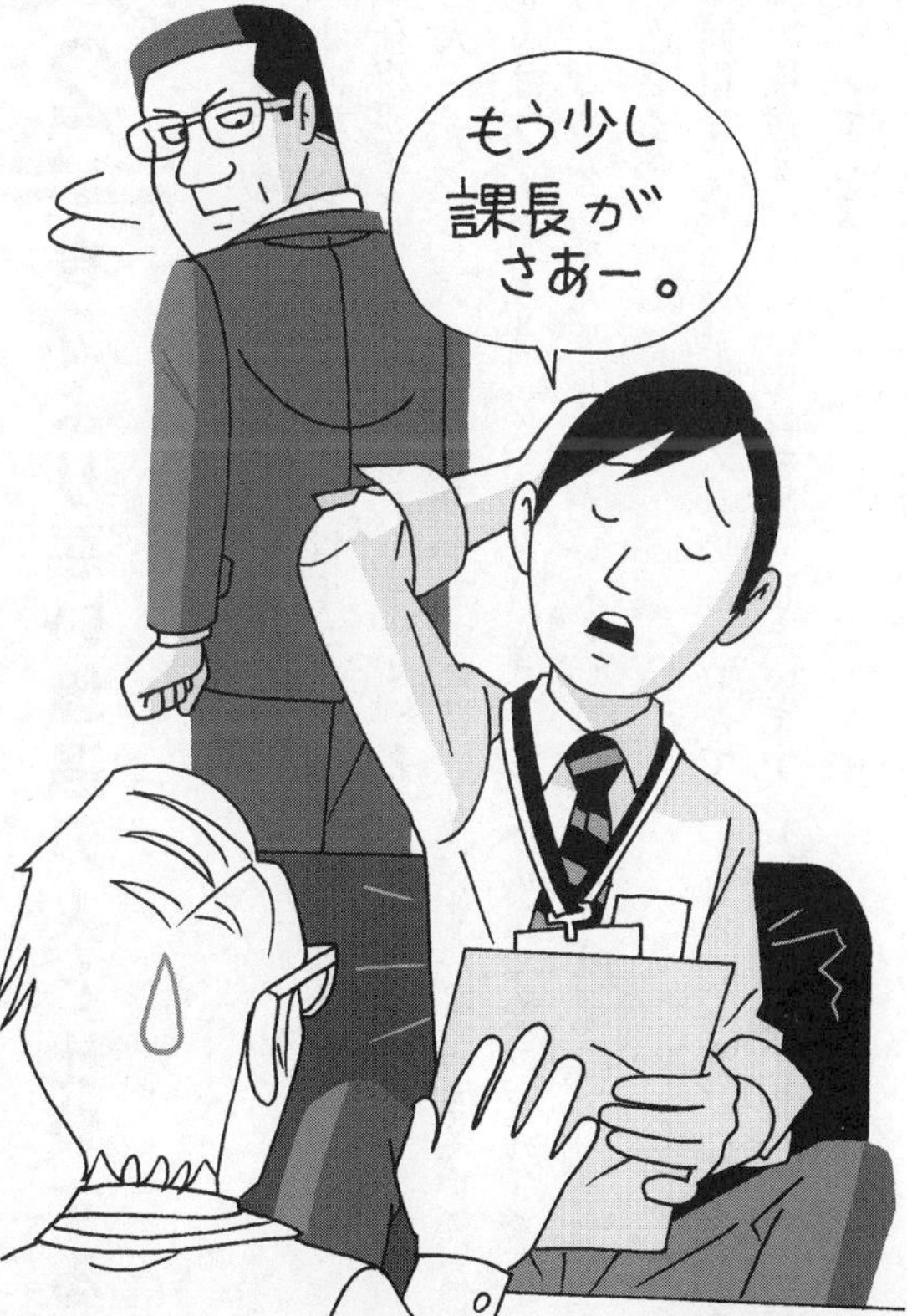
もう少し
課長が
さあー。

2 自分より悪い境遇の人と比較する

「今日はまったくツイていない日だ」

「よりによってこんな日に、電車が止まるなんて!」

「仕事がまさに正念場なのに、子どもが熱を出しちゃった……」

人生、うまくいっているときもあれば、なにをしてもうまくいかないときもあります。「盆と正月がいっしょにキタ!」かのようなラッキーなときもあれば、どこかに消えてしまいたいくらいに、どうしようもなく「ヘコんで」しまうときもあるでしょう。

回復など考えられないくらい「ヘコんで」しまったときに他人を見ると、自分の境遇といろいろ比較をしてしまいます。たいていは、公私に順調な人が目についてしまい、

「あいつは契約もたくさん取って、うまくやっているな」

「あの人の旦那さんはやさしくて理解があるから」

などと、充実しているように見える他人と自分とを比較して、さらに「ヘコんで」しまいがちです。

このように他人と自分とを比較することを、**「社会的比較」**と言います。特に、成果主義や成功至上主義の考えにベッタリと浸かっている組織にいると、「社会的比較」の問題が目立ってきます。

「あいつに負けたくない」という競争心の持ち主は、「ヘコんでも」立ち直りが早い、タフな人でしょう。このような向上心の強い人は、自分より能力の高い人に対して社会的比較、特に**「上方比較」**を行います。自分を、先輩や上司と比較してしまうことは、上昇志向の強い人に見られる傾向です。

ただ人間社会は、タフな人間ばかりではありません。強引に自分より経験も能力も高い人と自分とを比べると、ますます「ヘコんで」しまう人もいます。そういう人が「ヘコんで」しまったときは、無理をしないで**「下方比較」**をしたがほうがいいでしょう。そうすれば、気持ちが少しは楽になるはずです。

「離婚寸前のあの人の家よりは、うちの旦那はまだマシ」

「リストラされたあの人に比べたら、働けるだけ幸せ」

自分より悪い境遇にある「下位」の人と比較して、自分の立ち位置を少しだけ上げる作戦です。

◆◆◆◆◆ときには「自分より上の人との比較」も大切だが……◆◆◆◆◆

「へコんでいる」ときというのは、こころのエネルギーが低下しています。「上方比較」をしたくても、エネルギー不足では無理があります。

一方、自分よりイケていない人と比較する「下方比較」は、なんといっても簡単な「へコみ」回復の思考法です。自分より弱い相手と比較すれば、相対的に上位に来るのは当たり前ですが、それでも十分プラス効果があるのです。実際、J1では下位常連のサッカーチームでも、天皇杯などでJ2や社会人などの格下チームに勝てば、一時的でも勢いがつきます。

ただし、「下方比較」ばかりでは、弱いチームとだけ試合をするようなもので、長い目で見ればいいことではありません。たまには、日頃からリスペクトしている人と比較して、自分を引き締めてください。これも、「へコまない」

鍛錬につながります。

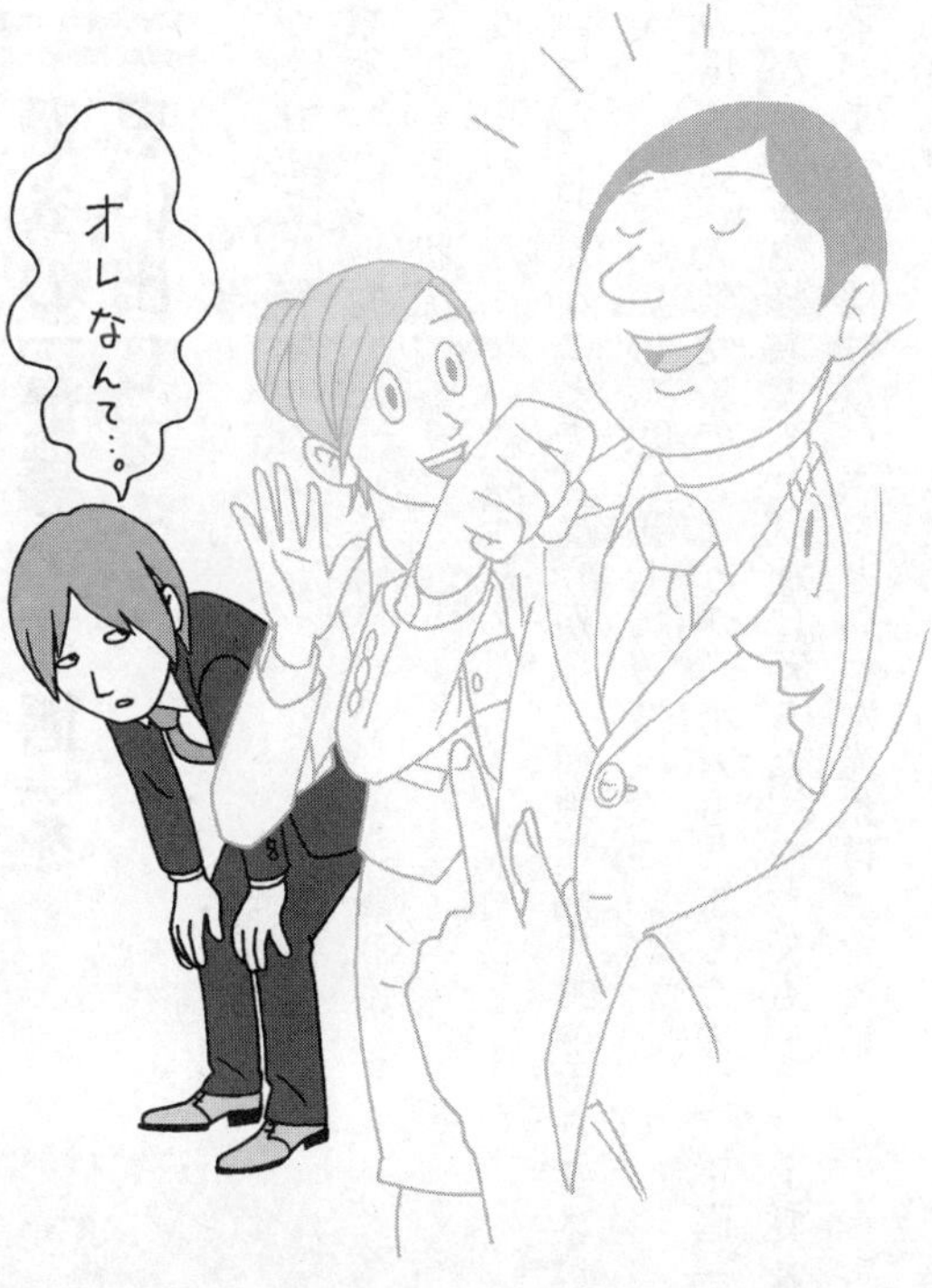

3 過去の「最悪の事態」を思い出してみる

あなたがこれまでに経験した、

「最悪の事態」

「いちばんしんどい状況」

「もう二度と味わいたくない経験」

とは、いったいどんなことでしょうか？　窮地に陥って「もうダメだ」と思った経験を、一つでいいので思い出してみてください。

わたしの場合は、大学受験でしょうか。浪人もしましたので、正直「二度と味わいたくない」人生経験です。試験に落ちた、やってもやっても覚えられない、問題集がまったく解けない……といった光景は、たまにですが今でもわたしの夢に登場します。

とはいえ、試験に落ちたなどは、人生の苦境としてはまだまだ甘い部類でしょう。多額の借金を抱えた、会社に多額の損失を与えてしまった、病気の家族の世話と仕事の両立で目一杯だった……受験失敗よりもっとタフな経験をされた方もいるのではないでしょうか。

あくまで、「あのときはツラかったな」と、自分の中で処理できていることが条件ですが、過去の「最悪の事態」を思い出してみることも、「ヘコまない」「ヘコみを跳ね返す」思考法の一つです。

克服できた「最悪の事態」は、言い換えれば**「あんな苦しいときでも、なんとかやり通すことができた」という自信回復のための記憶**でもあるのです。

ポピュラーなものとしては、学生時代の部活動の苦しい経験などが挙げられるでしょう。特にラグビーなどの激しいスポーツを経験した人は、この思考法があるために、仕事においても馬力があるのかもしれません。

体育会系とは無縁の文化系の方も（わたしもそうです）、心配しないでください。人間、ある程度年齢を重ねれば、ツラくて苦しい経験の一つや二つはあるはずです。勉強や仕事でのツラかった記憶を、ぜひ大切にしてください。

◆◆◆◆◆ちょっとした失敗経験でもかまわない◆◆◆◆◆

ただし繰り返しますが、これは「克服できた」「こころの中で処理できた」ものに限ります。震災で家族を失った、犯罪被害に遭ったなど、「トラウマ記憶」のような強烈な記憶には、この項目の話は当てはまりません。

心的外傷後ストレス障害、いわゆるPTSDは、この「トラウマ記憶」に苦しむ病気です。思い出したくなくても突然思い出してしまい、情緒不安定になってしまうフラッシュバック現象や、毎晩悪夢を見てベッドに入るのも怖くなってしまうなど、日常生活に大きな支障が生じてきます。

ただし、これは強烈な「トラウマ記憶」の場合ですので、「上司に怒られた」「プレゼンで失敗した」程度では、「トラウマ記憶」とは呼べません。

むしろ失敗は、「ヘコんだ」ときの回復力をつけていく上では、欠かせない経験です。例えば、1年前にどういうことで「ヘコんだ」かを、思い出してみてください。「なんかあったっけな」と思い出せない人は、失敗の記憶を上手に処理できています。「そういえばキツい仕事抱えていたな」と思い出した人も、言われるまでは意識にあがらなかったわけですから、「ヘコみ」からの回復が概ね順調だと言えましょう。

「あの頃はツラかった」と、笑顔で振り返ることができる経験。こういう経験を一つでもしておくと、「ヘコみ」からの復元力が違ってきます。

「わたしにはそんな経験はありません」と、謙遜しないでください。受験、部活、新入社員の頃の苦労など、ありふれたものでかまいません。過去に「ヘコんだ」記憶が、「復元力」の源でもあるのです。

4 「考えても仕方のないこと」は考えない

悩むことは、とても大切なことです。悩まない人間に、人格的な深みができるわけがありません。

ベストセラーとなった『悩む力』（姜尚中著／集英社新書）でも、悩むことが生きる力や創造性につながると主張し、「悩むことは喜びである」という発想の転換を求めています。ただしこの本では、「あれを悩め」「これをもっと考えろ」といった具体的なアドバイスはないので、ハウツー的な内容を期待している人は肩すかしにあいます。読者に考えるきっかけを与えているに過ぎません。

悩むことが大切とはいっても、あれこれすべてのことを「悩む」「考える」のでは、情報過多と閉塞感にあえぐ現代では思考疲労を起こしてしまい、精神的にも「ヘコんで」しまいます。「考える」対象をきちんと振り分けないといけません。

仕事の選択や転職の決断など、自分の今後の生き方やキャリアデザインなどは、やはり自分でしっかりと考えていかなければならない、重いテーマでしょう。ニュースなどの情報も、自分の頭で読み解いていく能力がますます重要になってきています。

一方で、客観的にみて考えても仕方がない、ということもあります。そうしたことでもつい考えてしまうのが、人間の面白いところであり、難しいところでもあります。

では、「考えても仕方のないこと」とは具体的にどんなことでしょうか。

一つ目は、**「他人の考え、評価」**です。

人の噂話やネットでの評判などについて、いろいろ考えてしまうのはまさにこの類いでしょう。ある程度他人の考えを推察することは、社会を生き抜く上で欠かすことのできない能力です。

しかし、あまりに「他人の考え」ばかりに目がいき過ぎてしまっては、自分がなくなってしまいます。配慮ならばいいのですが、他人の評価、目線ばかり考えてしまうのは、本末転倒です。「他人の脳」は、しょせん自分とはまったく異なる他人のものなのですから、いくら考えても限界があるのです。

◆◆◆◆◆「考える」ことより、「考えない」ことのほうが難しい◆◆◆◆◆

二つ目は、「考えているフリ」「考えている自分が好き」など、自己や現実から逃避する目的で「考える」ことです。

「自分探し」ではないですが、「もっと自分には向いている仕事がある」「未知の可能性が自分にはあるのではないか」とあれこれ考え悩むのですが、結論に至り、行動に移すことはありません。「考えていること自体が目的」となり、結局は現状に安住しているパターンです。

今悩んでいることに、後で振り返って意味があるかどうかは、悩んでいる現在ではわからないことでしょう。結論のなかなか出ない難問に悩んで「ヘコんで」しまったら、いったん考えるのを中止することです。

日々「考える」ように教育されてきたわたしたちが、「考えない」ことを実践するのは、「考える」ことより、難しいことなのかもしれません。「考えない」ことを「考える」矛盾に陥りがちです。

そういうときは、家事などの日常生活でできる作業がおすすめです。イギリスの小説家、デイヴィッド・H・ローレンスは、「**将来のことを考えるとゆううつになったので、そんなことはやめて、マーマレードを作ることにした。**オレンジを刻んだり床をみがいたりしていると気分が明るくなるのには、まったくびっくりするほどだ」という言葉を残しています。

考えても仕方のないことを考え始めて「ヘコみそうな」兆しを感じたら、台所に行って何か作ってみてはいかがでしょうか。

5 自分を励ます「定番フレーズ」を持つ

自らの反発力、復元力があれば、「へコんで」しまっても心配することはないというのが、この本の主旨です。反発力、復元力を生み出す積極的な方法として、自らを鼓舞する「定番フレーズ」を持ってみるのはいかがでしょうか。

プロ野球では、キャップのつばの裏やグラブに、座右の銘を書いている選手が少なくありません。絶えず目にして自らを奮い立たせ、意識を新たにする習慣です。実際に確認したことはありませんが、先ほど現役を引退した元ニューヨーク・ヤンキースの松井秀喜選手の帽子の裏には自身の座右の銘である、「心が変われば、行動が変わる。行動が変われば、習慣が変わる。習慣が変われば、人格が変わる。人格が変われば、運命が変わる」

が、書かれているそうです。

その道のプロフェッショナルは、なんらかの座右の銘を持っている場合が多いものです。マスコミから訊かれる機会が多いからという面もあるかもしれませんが、厳しい競争社会を生き抜いていくには何か自分の支えとなるものが必要なのは事実でしょう。一流のプロでも、結果が出せずに大いに「ヘコんで」しまったときには、座右の銘に立ち戻っているのに違いありません。

◆◆◆◆◆お気に入りの曲の歌詞や映画のセリフなどもおすすめ◆◆◆◆◆

ただ、一般人の場合は、そうカッコいいセリフを準備できているわけではありません。「あなたの座右の銘は何ですか?」と訊かれて、すべての人が即答できるわけではないでしょう。

座右の銘といった、大げさなものである必要はありません。「ヘコんだ」ときに自分を励ましてくれる、お決まりの「定番フレーズ」を持つということは一つの有効な作戦です。短いお気に入りの言葉が、いちばん向いています。

FMの音楽番組などを聴いていると、リクエストの理由には「落ち込んだときに励ましてくれる」「失恋したときに聴く」など、励ましを求めるものが多い印象があります。実際、「ヘコんだ」ときに、音楽から強力な復元力をもらっている人も少なくないでしょう。

自分の気に入った、心に残る歌詞の一節、それでまったく構わないのです。小難しい格言じみた座右の銘よりは、自分だけの気持ちに響く言葉のほうが、よほど実際的です。**手帳などに書き留めておく**のも、野球選手のマネではないですが「ヘコまない」習慣と言えます。

もちろん、歌詞である必要はありません。映画などのセリフも、なかなかいい材料です。わたしはガンダム世代なので、「ヘコんでくじけそうな」ときには、『機動戦士Zガンダム』の最終話でクワトロ・バジーナ大尉が放つ「まだだ! まだ終わらんよ」というセリフを思い出しています。ガンダムファンだけにしかわからない話で恐縮です。

話は脱線しましたが、自分を励ます「定番フレーズ」、一つでいいので意識してみましょう。新たに探すよりも、過去に見たものや読んだもの、聞いたものから見つけるほうが、親近感を持ってつき合うことができると思います。

仕事でくじけることが多い人はオフィスに、育児や家事で心が折れそうになる人は台所にこっそりと、紙にでも書いて貼っておきましょう。

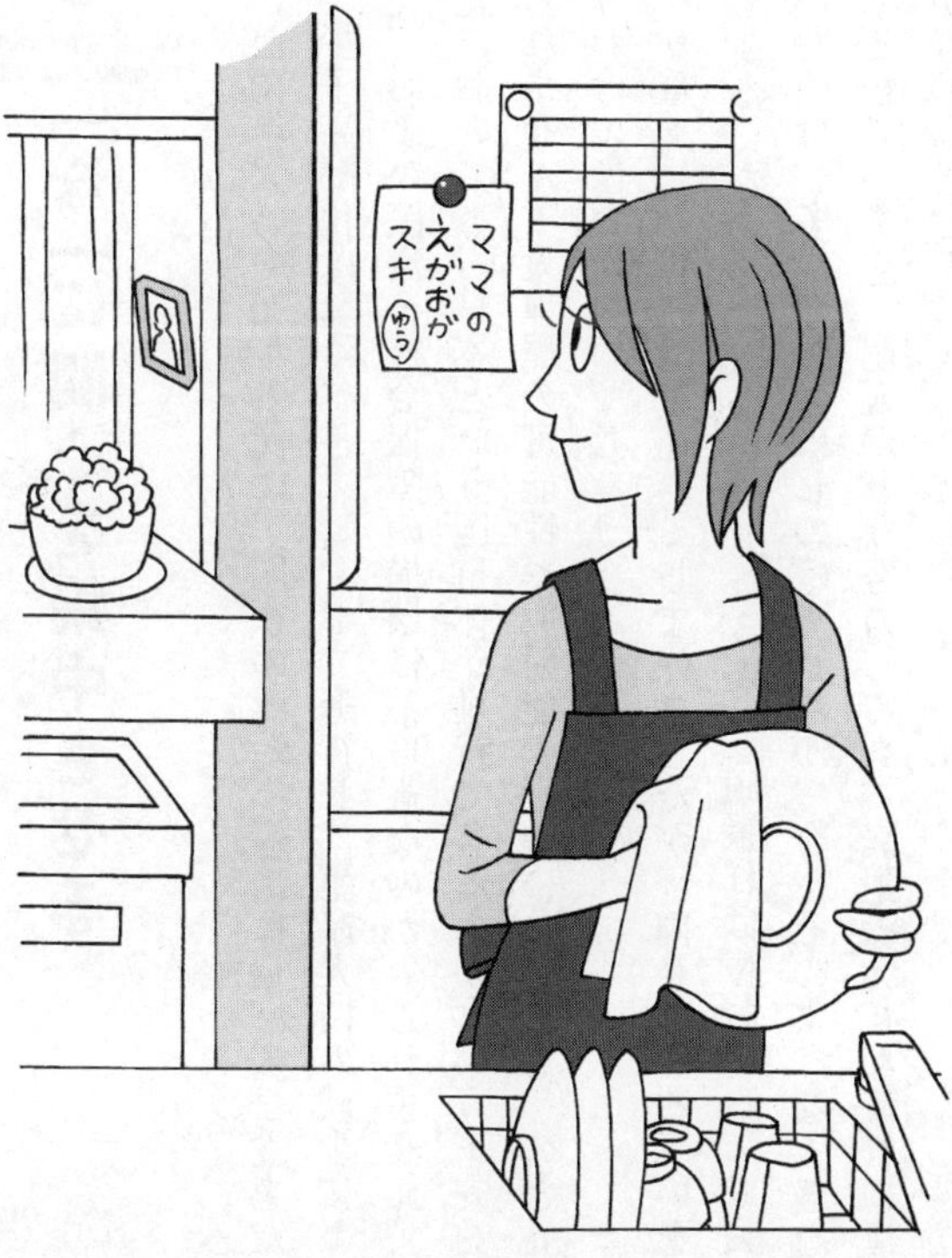
ママの
えがおが
スキ
ゆう

6 「今」に関心を集中させる

失われた10年、いや20年の間に、国家の政治、経済は退潮の一途をたどっています。少子高齢化は驚くべきスピードで進行し、生産人口の減少による国家の貧困化、および医療・社会保障の崩壊は不可避なのかもしれません。昨今の領土問題においても、日本という国自体が維持できるのかという不安を覚えずにはいられません。大地震の可能性や放射能の影響についても、のど元過ぎればというわけにはいかないでしょう。

いきなり重々しい悲観論を述べてしまいましたが、同じような思いを持っている人も少なくないのではないでしょうか。「頑張れば報われる」成長神話が生きていた頃は、多少の苦労はしのげましたが、今やそのような大きな物語は滅びようとしています。個人がどう努力しても、衰退の大きな流れには逆らえないのかもしれません。

このような**「下り坂の時代」を生きるわたしたち**は、一つ前の世代とは異なる閉塞感、不安感に向き合わなければならなくなったわけです。「不安」は、近代人の哲学的テーマの代表的なもので、時代背景によって微妙に性質が異なります。第二次世界大戦の前後の不安と、現代の不安とでは、時代背景や文化、そして何より人間の質もまったく違うでしょう。

「下り坂の時代」と書きましたが、上り坂と違って下り坂では、下った先のほうをどうしても見てしまいます。人間の不安も、似たような傾向があります。**「不安は、人間の関心の視線をブレさせて遠視にさせてしまう」**と喩《たと》えることができると思います。

不安の枕詞には、「将来についての」「漠然とした」という形容詞句が、つきものです。下り坂の下りきった地点を見ようとするが、キリやモヤではっきり見えないので、ますます不安になってくる。しかも、上り坂を上ったあとの高揚感もなく、終わりに近づくという絶望感も宿っています。

◆◆◆◆◆「自己コントロール感覚」を取り戻す◆◆◆◆◆

あまり希望のない遠い先のことが気になる時代の、不安とのつき合い方にコツはあるのでしょうか。楽観的になるヒントは、下り坂の先ではなく、自分の足下にあります。

遠い先を見渡すのではなく、「今」という、目先に関心を寄せてみるのです。将来がどうのこうのと悩みそうになったら、小さな行動や達成目標に努力を集中してみるのです。**仕事でも家事でも、できることに行動を絞り込む**ことで、衰退の時代の中で喪失しかけている「自己コントロール感覚」を取り戻すことができます。

努力する範囲を小さく分割して、その努力がイメージ通りの効果を上げていることを確かめます。そして必要な知識、自信を少しずつ蓄えながら、次第に努力する範囲を拡大していきます。

冒頭で述べた悲観論は、「世の中の流れに身を任せるしかない」という受動的態度、なすがままというニュアンスが濃厚です。少しでも能動性を発揮して、「自己コントロール感覚」を持つことが、閉塞時代における「ヘコみにくい」「ヘコんでも跳ね返せる」精神力につながります。

繰り返しになりますが、不安のあまり「ヘコんだ」こころを復元するためには、「将来」から「今」へ関心を寄せることです。遠視から近視になってみるのです。

これは思いのほか効果があります。将来の悩みで「ヘコんでいる」人を見かけたら、「(ヘコみを跳ね返すのを)じゃあいつやるか、今でしょう!」という某大手予備校のCMでおなじみのフレーズで、関心を「今」に振り向けさせたいくらいです。

7 「あの人ならばどう考えるか？」と他人の脳で考えてみる

「へコんでいる」ものを反対から見れば「ふくらんでいる」「出っ張っている」状態です。見方を変えれば、「ヘコむ」ことでも、「（気持ちが）ふくらむ」くらいに考えることは、できないわけでもありません。

見方を変えることを、**「リフレーミング」**と呼びます。リフレーミングとは、直訳すれば「フレームの再構成」です。「フレーム」とは、認知の「枠組み」のことになります。

人間は、物事を意味づけて、自分なりの解釈をつけて物事を認識しています。理性だけではなく、感情的な「好き嫌い」という要素が、人の認知や判断には入ってきます。したがって、偏見とまではいかないまでも、自分勝手な解釈で物を見て考えているのです。

「リフレーミングしろと言われても、具体的にどうしたらいいかわかりません」

ごもっともな質問です。具体的には「他人の脳で考えてみよう」ということです。あるテーマを、課長ならばどう考えるか、あの奥さんならばどうか、など想像してみるのです。

本書ですでに幾度か触れたように、「他人の脳」は「自分の脳」とは100%異なるので、完全に「他人の脳」になりきって考えることはもちろん不可能です。しかし、「相手の立場＝脳で考える」というプロセスは、やはりなくてはならないものなのです。

余談ですが、アスペルガー症候群などの発達障害の人は、「他人の脳」で考えることが苦手です。悪気はないのですが、自分のこだわりで周囲も機能するという堅固な「フレーム」で考えています。発達障害の人には、リフレーミングはなかなか通用しません。周囲がその人に合わせるように工夫するしかないとも言われています。

◆◆◆◆◆「こんなとき、あの人ならばヘコむかな?」◆◆◆◆◆

「他人の脳」で考えるには練習が必要です。ハウツー本を読んでいるだけでは

NGです。ナマの人とのコミュニケーション、幅広い興味範囲の読書、実務中心の社会経験を積み重ねることが、地道な基本練習となります。

あれこれうまくいかずに「ヘコんでしまった」ときには、能動的にリフレーミングを試みてみましょう。会議で部長に手厳しいダメ出しを食らった、あるいはPTAで会長さんと意見が合わなかったとしても、

「部長の立場ならば、あの資料には満足しないよなぁ」

「PTA会長も、みんなをまとめるのは大変」

などと、視点を変えて考える習慣をつけましょう。がっかり「ヘコんで」しまったら、「あの人ならばヘコむかな」などと、無理にでもフレームを変えてしまうのです。この際、フレームの変え方に美しさなどは求めません。きれいにならなくても、「ヘコんだ」部分が戻れば、それでよしと考えましょう。

さしあたっては、いちばんの友人か、ないしは奥さん、旦那さんの脳で考えてみてください。あなたがヘコむことでも、奥さん（旦那さん）にしてみたら、大したことではないかもしれません。そう考えて、**「ヘコんでいる」自分のおかしさに気づくことができれば、リフレーミング成功**です。

8 他人の評価はコロコロ変わるので気にしない

「ありがちな上司の困った行動は何ですか？」

2010年に行われた、社会人10000人を対象としたインターネット調査での質問です。どんな答えが多かったと思いますか？

堂々の1位は約7割弱の得票で、**「言うことがコロコロ変わる」**というものでした。類似のアンケートでも、「コロコロ変わる」が1位を占めています。

「前に部長は、○○だっておっしゃっていたじゃないですか」

「そんなこと、オレが言うわけがない！」

不毛なやり取りのあげく「へこんだ」経験、一度くらいはありませんか？

先のアンケート結果からは、「意見がコロコロ変わる」と思われている上司がかなり多いことがうかがえます。では、「コロコロ変わる」がこれほど多い背景には、何があるのでしょうか。

上司を擁護するわけではないですが、昨日と今日とで状況が大きく変わってしまったというケースが、スピード重視の現代では少なくありません。以前からの自分の意見を頑固に貫いていたのでは、結局失敗に終わる危険性も十分にあります。「朝令暮改」は、時に正しい判断を導くこともあるでしょう。

しかし、状況変化に応じた路線変更ならば、自分の考えを変えたという、はっきりした意識と根拠があるはずです。しかも、「コロコロ」といった頻回のイメージは、もたれにくいはずでしょう。

「コロコロ変わる」というのは、深い思慮や分析もなく、そのときの状況に脊髄反射的な反応をしているだけか、あるいは前の考えをたんに忘れてしまっている健忘症かの、どちらかでしょう。いずれも、指示を仰ぐ部下からすれば、たまったものではありません。

◆◆◆◆◆人の心はうつろいやすく、あてにならない◆◆◆◆◆

しかし残念ではありますが、この「適当で」「忘れっぽい」のが、普通の人間の実態なのかもしれません。基本的に、他人の考えや評価は「コロコロ変わる」性質を持っていると考えてもいいようです。

そうすると、いちいち他人の批評や評価で「ヘコんで」いるのは、バカバカしく思えてきませんか。そう思えてくれば、しめたものです。忘れっぽい適当な人の考えだと思えば、腹も立たなくなるのではないでしょうか。

中には、「コロコロ変わらない」ブレない人もいるかもしれません。ただ一般的に、人間の気分というものは、天気ではないですが日によって多少の浮き沈みはあるものです。思考や判断は、この気分という要素が意外に影響を与えます。「コロコロ」とまではいかないまでも、「ユラユラ」と微妙に変動していることが珍しくないのです。

他人にキツく言われて「ヘコんだ」としても、明日には相手は忘れているくらいに思いましょう。「昨日の敵は、今日の友」ではないですが、人の心は、うつろいやすく、あてにならない性質を持っているのです。

他人は、あなたが「ヘコむ」ほどには、あなたばかりには関心を向けていません。他人の評価に敏感な人は、「コロコロ変わる上司」の姿でも思い出して、気にしないように考えを修正しましょう。

9 一時的に「引きこもって」脳を休める

「引きこもりを経験した人は、将来大物になる可能性が高い」

こう言われることがありますが、何か根拠や証拠があることなのか、それとも都市伝説レベルのたんなる通説程度のものなのか。何か調査結果があるわけでもないですし、伝記や偉人伝も脚色が入っている場合が少なくなく、大物になる可能性が本当に高いかどうかは確認のしようがありません。

ただ、今「大物」と評されている人の中にも、過去に外部との接触を断って自分の殻の中に閉じこもってしまう「引きこもり」を経験した人が、一定数いるのは間違いないでしょう。

あまりに大きな精神的ショックに「ヘコみ」、心が折れた瞬間。あるいは、程度は大したことはないけれど「ヘコむ」日々の連続にウンザリ……急性にせよ慢性にせよ、大きく「ヘコんで」しまい、

「誰とも話したくない」

「他人の顔も見たくない」

「一人にしておいてもらいたい」

というときは、誰しも経験があるのではないでしょうか。

他人の存在というノイズを断って、孤独になる時間を作ってみるのも、「ヘコみ」から「ポコン」と復元する過程では、あってもいいプロセスのように思います。脳の「可塑性」の部分で、刺激と経験は重要であると書きましたが、休養も必要です。孤独になるのは、一定期間だけ刺激を断つという意味で、**脳を刺激から保護**していることにもなるでしょう。

余談ですが、うつ病の急性期においては、いちばんの良薬は休養です。しかも、ほかの患者といっしょにいる大部屋よりは、個室で療養するほうが落ち着く場合が多いものです。からだけでなく、脳を休めることも「ヘコまない」ためには欠かせません。

◆◆◆◆◆最小限の対人関係を確保して「引きこもる」◆◆◆◆◆

この孤独がどのくらい長期化すると、「引きこもり」と捉えられてしまうのでしょうか。どれくらい「引きこもり」期間が続くと病的なのかという基準は、明確に定義されているわけではありません。

むしろ**期間よりも、「引きこもり」の程度が、問題**なのかもしれません。「引きこもり」研究の第一人者である精神科医の斎藤環先生の講演内容の中に、重要なヒントがあります。

「いろいろな過去の偉人が人生の一時期に引きこもっていたことから、人間が創造性を発揮する上で重要な状態であることはわかるが、だからといって『引きこもり』を一方的に是認できるわけではない」というのが、斎藤先生の主張です。なぜならば、「完全に引きこもっていたように伝えられている偉人も、実は文通をしたりパーティーに出かけたりと、外部となんらかの交流を保っていたケースが少なくなく、人間関係を断ち切った『完全な引きこもり』は仏陀など一部の宗教系の偉人以外は案外いない」というのです。

確かに、完全に人間関係を断ってしまっては、人間関係の拠り所をまったく失ってしまい、精神的安定を維持できるとはとても思えません。

「へコんで」しまったとき、軽く「引きこもる」のは、脳を保護する防衛反応的要素もあります。最小限の対人関係を確保して「引きこもる」ことが、「へコみにくく」する、ないし「へコみ」からの復元力をつける秘訣なのではないでしょうか。

第4章

ヘコみを跳ね返す「生活習慣」

1 「ヘコんでも」酒に逃げない

前著『「テンパらない」技術』でも、酒が身を滅ぼす恐ろしさを、科学的かつ社会的に説明しました。「ヘコんだ」ときも、アルコールとのつき合い方には、注意を要します。

うまくいかずに「ヘコんでしまった」日の夜。同僚と一杯やりながらグチる、家族に話を聞いてもらう、一人で静かに晩酌……いずれにしてもお酒を気分転換やストレス解消にうまく使えれば、上手なつき合い方と言えましょう。

ただ、**「飲み過ぎ」は、「ヘコんだ」日だからこそ控えたい**ものです。アルコールのせいで、「ヘコみ」によって生じた攻撃性に歯止めがかけられなくなる恐れがあるからです。

「テンパった」ときは、他人に攻撃性が向けられます。しかし「ヘコんだ」ときには、自分に攻撃性が向かいます。特に一人飲みのときは、気をつけなければいけません。

診察の場面でも、うつ状態の人には、基本的に飲酒はいったんやめるように指導しています。薬との相性が悪いということだけがその理由ではありません。自殺の危険性を明らかに大きくしてしまうからです。

アルコールは、「脳の抑止力」を弱めます。気が大きくなったり、なれなれしくなったり、目上の人に平気でからめるようになったりするのは、抑止力が低下しているからです。専門用語では、抑制が外れるという意味で、「脱抑制」と言います。

うつ状態の人がアルコールを飲むと、気が大きくなります。その結果、日頃は恐怖心からイメージしかしなかった「自殺」も、「やってやろう！」という思い切りが生じてきてしまいます。アルコールで気が大きくなってしまい、不幸にも自殺に成功してしまった人は少なくないと思います。草葉の陰で、「しまった！」と嘆いている人もいるのではないでしょうか。

自殺まではいかなくても、自分の持ち物に当たったり、壁にパンチをしたり、女性ならばリストカットなど自分を傷つける行為が見られることがあります。やけ食いなどの過食も、広い意味で自分を痛めつける自傷行為です。

◆◆◆◆◆「ヘコんだ」ときは、ちょっといいお酒を少しだけ飲む◆◆◆◆◆

酒好きな人は、一人であろうが誰かといっしょであろうが関係なく、つい飲み過ぎてしまう危険性をはらんでいます。わたしも、何回か失敗を犯しましたから、偉そうなことは言えません。あえて助言をするならば、**帰る時間を決めて飲み始める前にほかのメンツに宣言しておく**、酒と水やお茶などのチェイサーと交互に飲む、などでしょうか。

酒好きのうつ状態の人には、「元気になったらお酒を楽しみましょう」と、酒をやめるというよりは、保留、延期のニュアンスで助言します。なによりわたしが酒好きなので、酒を断つことのツラさには共感できるものがあります。「ヘコんだとき」は、ガブ飲みでなく、ちょっといいお酒を、少しずつ楽しむのも一つの手です。

……ただ、これも飲み過ぎると、大変です。やはり、アルコール問題の根本的な解決は、医学が進んでもなかなか難しいようです。

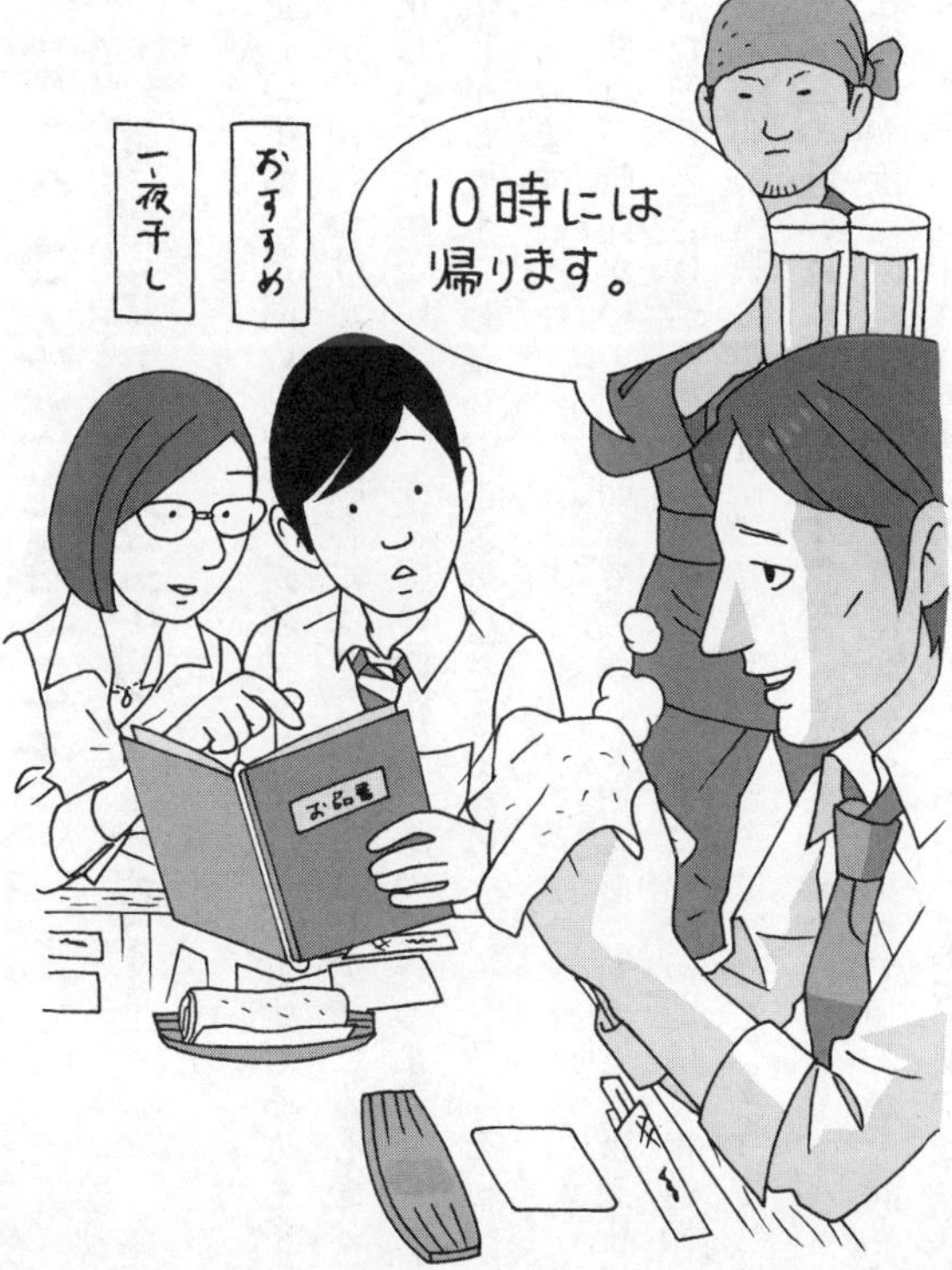
10時には
帰ります。
おすすめ
一夜干し
お品書

2 「ヘコんだとき」こそ規則正しい生活リズムを！

「規則正しい生活」と聞いただけで説教臭がしてくる、と嫌がる人も多いとは思いますが、押しつけがましい内容にはしないつもりなのでご安心を。

「規則正しい生活」というと、寺院での修行や軍隊の日課のような、厳しいものを想像しがちです。しかし、ここではそうではなく、「リズムを保つ」ことに真意があります。

「睡眠時間は7時間がいい」と聞いて実践していても、あるときは深夜に寝付いて、またあるときは帰宅直後に就寝、休みの日にいたっては昼夜逆転……。これでは7時間の睡眠時間を確保していても、調子は狂ってしまうでしょう。

体内リズムの狂いは人間の意欲や気分にも大きく影響してきます。

うつ状態の人は、概ね朝が弱く、夜になるにしたがって調子が上向きになる傾向があります。一日の中で調子が変動するので、**「日内変動」**という言葉で表現されます。

アメリカ国立精神衛生研究所のトーマス・ウェア博士らのグループが、1980年代に発表した論文群で、「うつ病では体内リズムが健康な人に比べてズレてしまっていて、このズレた体内リズムが通常の日常生活スケジュールと同期していないことが、うつ病の病態に関係があるのではないか」という仮説を提唱しました。

この仮説はまだ十分には立証されていないのですが、体内リズムの乱れは人間の意欲や気分を沈み込ませ、「ヘコませる」要因としては十分でしょう。タイマーのように時間にきっちりとまでは言いませんが、日常の習慣が日によって数時間単位でズレるのは、体内リズムの面から見てよくありません。

「最近、ヘコむことが多いなぁ」と感じたら、体内リズムを乱さないようにすることも、「ヘコみにくい」自分作りの基本作業です。仕事をしていれば起床時間は一定でしょうから、夕食を夜遅く取らないように注意する、夜更かしは避けるなど、気をつける点は限られてきます。

芸術家の横尾忠則さんも、自身のツイッターで「若い頃は生活が不規則だったけれど、近年はなるべく規則正しい生活に変えた。三度の食事時間、就寝時間、などで、旅先でも9時までにホテルに帰ることにしている。規則を破って絵を描きたいと思ったら生活を規則正しくすべきだと考えている」という、興味深い発言をされています。

◆◆◆◆逆に、少し時間にルーズになったほうがいい人も◆◆◆◆

一方で、「規則正しい生活ができないので、(自分はダメな人間だと思い)ヘコむ」という人も少なからずいます。

こういった人たちは、ある程度は体内リズムを維持可能な生活パターンができている場合が多いのですが、「規則正しい生活」の要求水準が寺や軍並みに高すぎるのです。

「規則正しい生活」が大事といっても、すべてを時間通りにきっちりしようとすると、どうしても息苦しくなります。

そういう人は**時間を決めて行うものを、起床、食事、就寝の三つだけに絞る**というのも一つの手です。さらに、「休日は起床を少し遅めにする」「平日は食事や就寝は1時間遅くなっても仕方がないと思う」くらいが、ちょうどいいようにも思います。

「規則正しい生活ができないのでヘコむ」と自分を責めそうになったときは、「半分できてればいいじゃない」くらいに自分を受け入れてあげてください。

3 急がないスケジュールを心がける

前項の最後で、「規則正しい生活」はどうしても高すぎる目標になりがちだと書きました。スケジュール管理にも似たような側面があります。あまり予定をぎゅうぎゅうに詰め込んだり、移動時間や休息時間をケチったりしたスケジュールを組むと、その通りにいかずに「ヘコむ」ことが増えてしまいます。「自分としては、ゆったりしたスケジュールを組みたいけれど、こなさなければいけない仕事が次々と押し寄せて、そんなことは到底無理」という人もいるでしょう。

そういう職場では、人間ですからどうしてもミスが生じてきます。たとえば、いつも混雑していて店員さんの数も十分ではないレストランや居酒屋では、忙しさのあまり店員さんが注文を聞き間違えてしまうことは十分に起こりえます。そのせいでお客さんからクレームを言われ、店長からも怒られ、「ヘコんで」しまう……。このエピソードに似た光景は、多くの人手不足の職場で見られることかもしれません。

とはいえ、仕事量というのは、特に組織に勤めている人の場合、自分ではどうしようもできない、不可抗力的なところがあります。せめて自分の意思である程度コントロールできる仕事以外のところでは、**「ほどほどの忙しさ」**くらいの余裕を作るのが望ましいでしょう。

では、「ほどほどの忙しさ」とは、いったいどのくらいの忙しさなのか。個人差はあるかもしれませんが、「ヘコむこと」があったとしても、「落ち込んでいる」ヒマはない、といったところでしょうか。

「しんどい」と苦しくなるくらいの忙しさが続くようでは、消耗してしまい、「ヘコんでいる」状態から回復する余裕もありません。

かといって、「ヘコんだ」あとにポッカリとした時間があいてしまうと、逆にクヨクヨと考えてしまい、「ヘコみ」を跳ね返せず、かえって「落ち込んで」しまいかねません。

◆◆◆◆「ヘコみにくい人」は休憩の取り方がうまい◆◆◆◆

「ほどほどの忙しさ」を維持することが、口で言うほど易しくないのは重々承知しています。「他人からの依頼や用事は勇気をもって断る」「他人に任せられるものは依頼する」などは、ビジネス書に頻繁に出てくる工夫です。

しかし、「断る力」をつけて、「『いい人』になるのはやめなさい」と言われても、そのままバカ正直に実行すれば、人間関係でトラブルになるのは必至でしょう。先ほどの居酒屋の例のように、人員やシステムの問題で、なかなか解決できない職場も多いはずです。

医学的なアドバイスとしては、「休憩を取りなさい」という陳腐なものにならざるをえません。同時並行のタスクが多いほど、段取り機能をつかさどる**脳のワーキングメモリーのはたらき**が落ちてきて、処理能力が低下することがわかっています。長時間休憩なしで働いていると、「注文の聞き間違い」のようなミスの確率が上がってくるわけです。

人間の集中力の限界は、作業の内容にもよりますが、そう長くはありません。わたしが見学したハーバード大学医学部の学生の講義時間は、1コマ1時間でした。それ以上は集中できないので、ナンセンスだと言うのです。**ハーバードの医学生ですら、こまめに休憩を取っている**のです。休憩を取るのが難しい職場ならば、少し緊張を緩めるタイミングを取ってください。外科医は長時間の手術中休憩はなかなか取れませんが、熟練した外科医ほど、その中でも注意関心のメリハリをつけるのが巧みなものです。

「ヘコみにくく」なると考えれば、ほんの短時間の休憩にも、意義を見出せるのではないでしょうか。

4 植物、動物とふれあう機会を持つ

わたしの同僚で、診察室に必ず観葉植物を置いていた医者がいます。大学病院以外の外勤先にも、コーヒーの木の植木鉢を持ち込んでいたくらいです。

診察室ではなく普通のオフィスでも、緑の植物があると、それだけで室内環境がよくなり、心地良く感じます。虫でも飛んでいない限りは、植物を置いて不愉快になる人は少ないでしょう。

室内の観葉植物が、人間の気分を和らげる研究はいくつかあります。文京学院大学のグループが2004年に発表した論文によれば、観葉植物を置いた部屋とマガジンラックを置いた部屋とで単語組み合わせの心理実験をしたところ、**観葉植物を置いた部屋のほうが高い作業効率を示し、気分も良好**であったとの結果が出ています。特に女性で観葉植物によるプラス効果が高かったというところが、興味深いところです。

色彩心理学では、緑色は自然、癒やし、リラックスという特性があるそうです。わたしも色彩検定の資格を持っていますが、色彩に対する認識は社会が作り出しているとも言えます。赤は攻撃的、青は冷たい、黄色は元気、などです。

心理学ではなく、色彩が脳の視覚システムに与える影響についてはどうでしょうか。専門外になるので詳しい解説は避けますが、緑色の波長に近い色彩が網膜に対する刺激が少ないという結果はあるようです。

色彩も関連性は大きいでしょうが、むしろ観葉植物という自然が人工物ばかりのオフィスにアクセントとしてあるだけで、「ヘコみにくい」しなやかさを与えてくれるのではないでしょうか。ですから、緑色の植物ではなくても、たとえば赤色のポインセチアでも癒やしの効果は得られるでしょう。

◆◆◆◆◆薬剤やカウンセリングにはない「ヘコみ回復効果」◆◆◆◆◆

「アニマルセラピー」に代表されるように、動物も、薬剤やカウンセリングにはない「ヘコみ」を跳ね返すパワーを与えてくれます。有名なものは小児がんの病棟を巡回する「ドッグセラピー」です。ガンを直接治すわけではありませんが、闘病によるストレスや不安・抑うつを和らげる治療的関わりは、高い評価を得ています。

植物や動物とふれあうことが、「ヘコんだ」こころを回復させる可能性を持っていることは確かです。しかし、これには但し書きがつきます。あくまで植物や動物の「癒やし」効果は、主観的なものです。犬が嫌いな人にドッグセラピーを試みても逆効果です。

また、動物をペットとして飼うとなると、別の負担も生じてきます。そのせいでかえって「ヘコんで」しまうような人は、「ときどき動物を眺めて癒される」くらいがいいのかもしれません。自分で飼わなくても、公園に行けば犬の散歩をしている人はいるでしょうし、街角を探せば猫一匹ぐらいはいます。

植物にそれほど好き嫌いはないとは思いますが、植物にまったく関心のない人も、一定数はいると思います。しかし関心がないとしても、植物に悪い気持ちを持つ人はいないのではないでしょうか。

冒頭に述べたコーヒーの木は、今でも診察室に置いてあります。彼の仕事を引き継いだのはわたしですが、殺風景な大学病院の診察室との違いを行くたびに感じます。職場のデスクや自宅に植物を置いてみるのも、癒やし、いや「ヘコみ」を跳ね返す回復力をもらう、いい工夫になるのではないでしょうか。

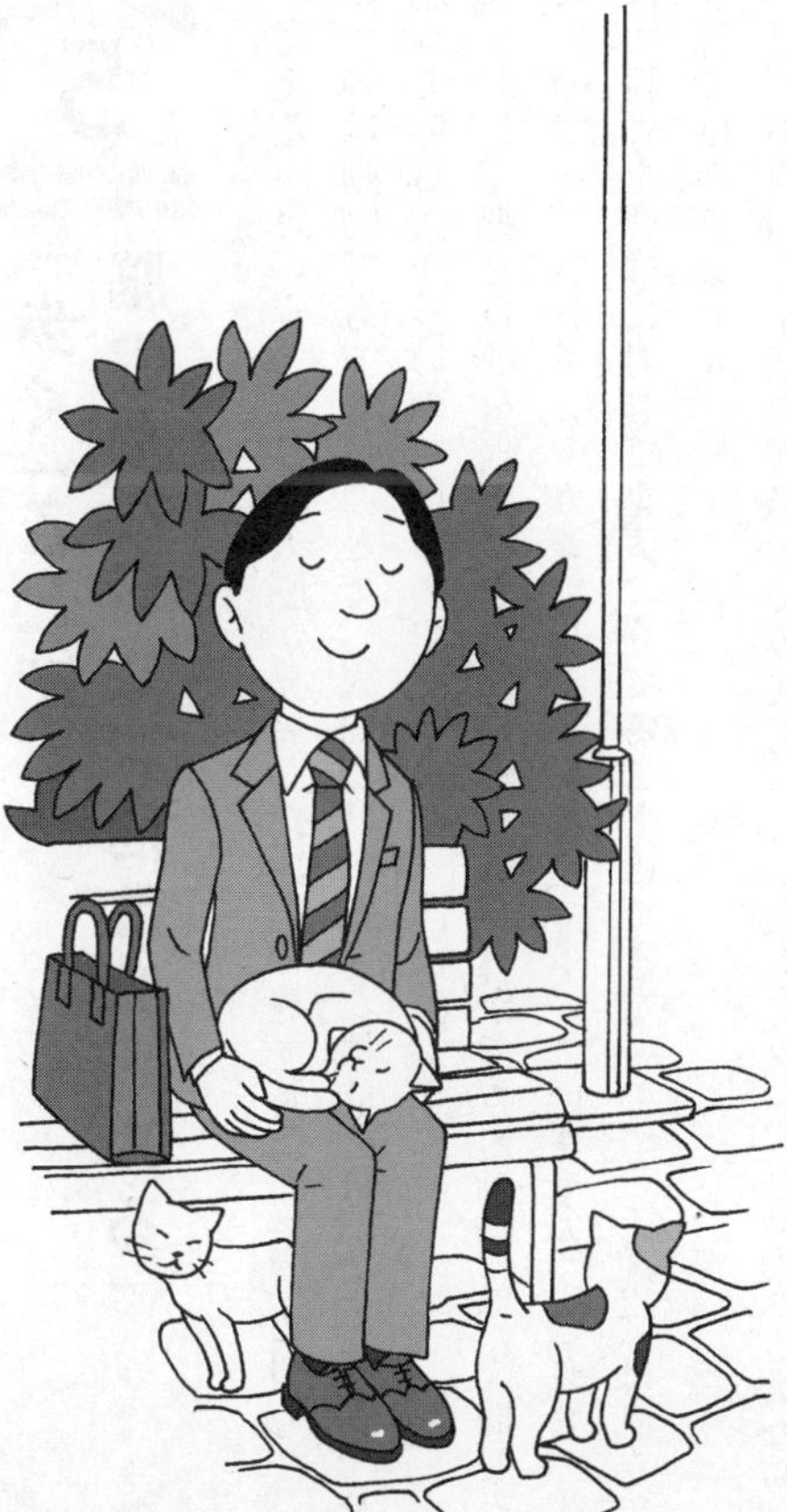

5 「歩く」ことで脳のセロトニン活性を高める

「考える」ということは、大脳が発達した人間の専売特許。それに対して「歩く」のは動物でもできることで、人間だけに特有な機能とはいえない――そう思っている人が多いのではないでしょうか。

しかし、脚と脊椎を垂直に立てて行う二足歩行ができる動物は、人間しかいないのです。ペンギンやカンガルーも二本足で歩いていますが、これらの生物は大腿骨を脊椎に対して垂直に立てることはできないので、厳密には直立二足歩行ではありません。

足が不自由な生活を想像してみましょう（足をケガした経験のある人ならば、そのときの苦労を思い出してみてください）。食事、トイレ、入浴、就床など、生命維持のためには歩かなければどうしようもないことがわかると思います。

歩く機能が衰えてくると、外界から入る刺激も限られてきます。したがって、脳の機能も鈍ってしまうことは十分に考えられることです。

逆に、**歩行のリズミカルな動きは、脳のセロトニン活性を高めて、うつや不安を晴らす効果がある**こともわかっています。

歩くという基本的な動作を、もっと重視しないといけません。簡単な運動であるにもかかわらず軽視している結果が、運動不足による脚力低下や、「ヘコんでも」なかなか回復できない脆《もろ》さになって表れているように思います。

◆◆◆◆平日は通勤ルート、休日は「ぶらり旅」◆◆◆◆

歩くことの重要性はわかったとして、「ヘコみにくい」あるいは「ヘコみ」から回復できる、「精神的に望ましい歩き方」というものは実際にあるのでしょうか。

まず「歩く分量」ですが、うつ病の運動療法の研究を見てみると、週4回以上にわたって、最大心拍数の60～65％以上を毎回30分以上保つという、高強度の運動をすすめる理論が優勢のようです。

しかし、最大心拍数の6割以上を30分は、かなりハードです。汗ダクダクのウォーキングを、週4回できる社会人はそう多くはないでしょう。

軽いウォーキングでも、十分効果があるとわたしは考えています。わたしの勤める大学病院では、うつ病の回復期で退院に向けて調整中の患者さんには、病院内の散歩をすすめています。階段を降りて病院を大回りに回るロングコースもあれば、正面玄関に行って戻ってくるだけのショートコースもあります。年齢や体力に応じて、距離や速度はさまざまですが、概ね好評であり、うつ症状の改善も悪くないようです。

次に「歩く場所」の問題です。**知らない土地を歩くことは、脳に刺激を与える**という意味で気分転換には優れています。知らない街並みを歩き、気になったお店に入ってみる。まさに、楽しそうな「ぶらり旅」ですが、欠点としては、時間の余裕が必要であることです。

一方、通勤ルートといったお決まりの道筋を歩くのは、外部からの刺激は少ないですが、その分「歩く」ことに専念できます。「あっ、あそこにうまそうなラーメン屋が」といった脱線もないので、思索にふけるのにも適しています。

哲学者のイマヌエル・カントや西田幾多郎は、同じ道を何年にもわたって飽きずに歩いていました。ただ、一般人が哲学者と同じように思い詰めて同じ道を歩いていたら、歩いている途中に「ヘコんで」しまうこともありそうです。休日には「ぶらり旅」、平日には「哲学の小径」など、バランスよく使い分けられれば、「歩く」という単純で基本的な動作が、精神的にも活きてくるのではないでしょうか。

6 「ヘコんだら」とにかく運動

「ヘコんだら、とにかく歩け」を突き詰めれば、「ヘコんだら、もっと運動しろ」ということになります。

「ヘコんでいるときに、運動する気になんてならないよ」という弱音は、マッチョな国のアメリカでは通用しないようです。

イヤな出来事があって「ヘコんだ」ときには、いつもより余計に運動することで満足感が高まり精神衛生上好ましい、拡大解釈すれば「ヘコみ」から回復できるということが、ある研究によって示されたのです。

アメリカ・ペンシルベニア州立大学の大学院生、ジャクリン・メイハー氏とデイヴィッド・コンロイ教授らが２０１２年に発表した論文によると、研究はストレスや刺激に敏感な世代である18～25歳を対象に行われました。実験参加者には、日記やウェブでその日の気分や満足感を書き留めるとともに、どういう運動をどのくらい行ったかを記載してもらうことにしました。

それぞれの学生の性格特性など、ほかの要因の影響を取り除いた上で、運動と満足感との関係を解析したところ、その日の運動量が、その日の満足感や充実感の高低に直接的な影響を与えていました。さらに、**普段行っている運動量よりも少しだけ多めに運動すると、その日の満足感が著しく向上**することもわかりました。

コンロイ教授は、落ち込みそうなときには、少しだけより強めの運動を、少しだけより長く行うことをすすめています。

この結果は、うつ病の運動療法は意外にも高強度のものが効果的であるという先行研究にも合致しています。少しくらいキツめの運動をして汗を流さないと充実感や満足感は上がらない、というのは、言われてみればなるほどと納得せざるをえません。1、2分歩いた程度では、充実とまではいかないでしょう。

◆◆◆◆「ヘコんだ」その日のうちに運動する◆◆◆◆

この研究で、もう一つ興味深い指摘がなされています。肥満と運動の満足度との関係です。当然のことですが、肥満していると、運動してもすぐに疲労してしまいます。肥満の人は、強め・長めの運動がしづらいことになります。したがって、肥満の人は運動量が減少し、精神的な満足度・充実度も減少してしまうというのです。

この本を読んでいる人の中で、肥満傾向の方もいらっしゃると思います。その人にとっては、まさに「ヘコむ」話です。「食べているときがいちばん満足だから……」と言い訳しても、肥満という不健康な事実は隠しきれません。

やせるためには食事のコントロールが第一ですが、エクササイズももちろん重要です。少しだけ激しい運動ができるコンディション作りは、「ヘコみにくい」こころ作りにも、一役果たすわけです。

さあ、この項目を読んでガッカリして「ヘコんでいる」あなた。強めの運動を行う絶好のチャンスです。コンロイ教授によれば、「ヘコんだ」その日のうちに運動しておくのが、ベターだそうです。この本をいったん置いて、外を軽く走ってくるほうがいいようですよ。

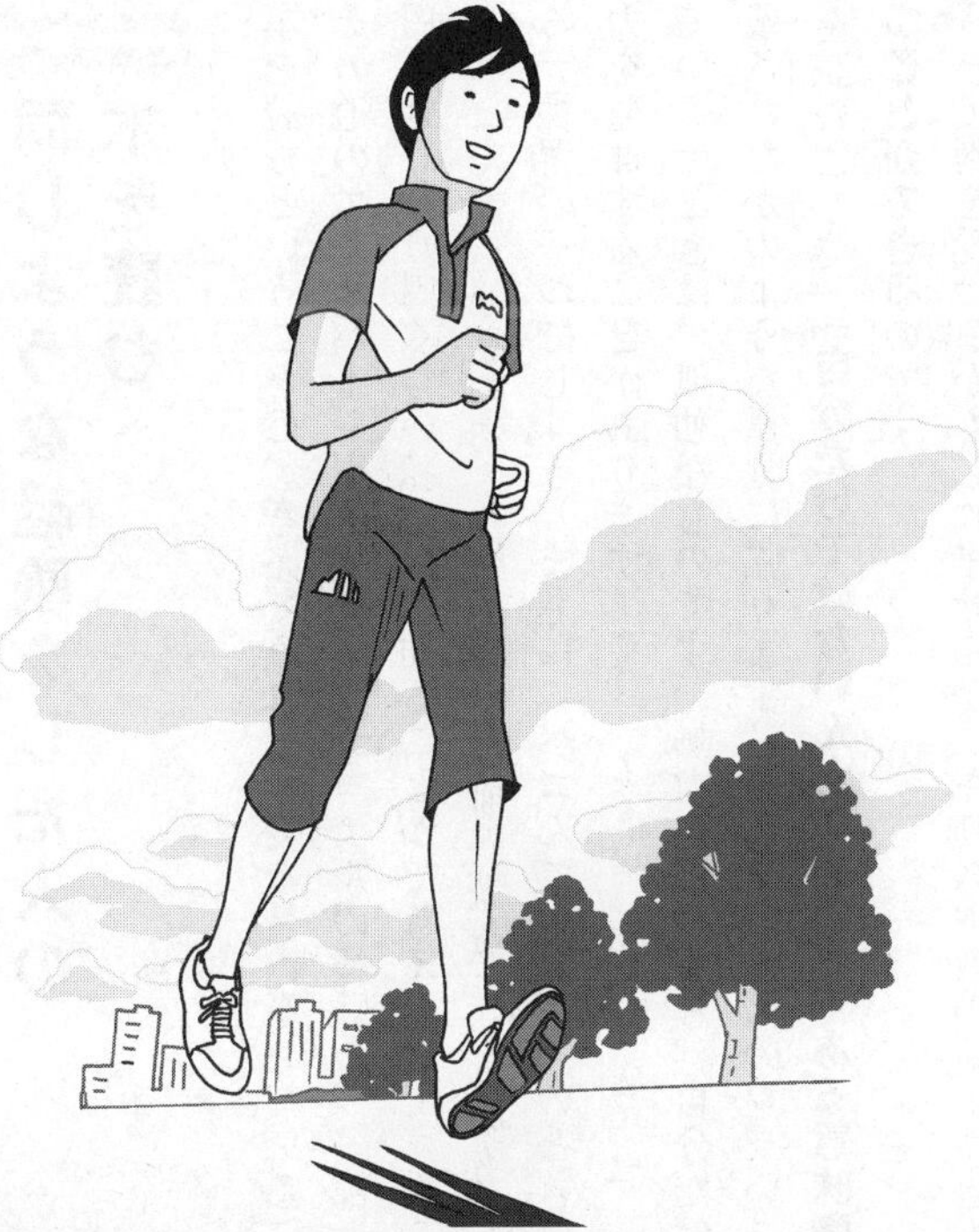

7 同じような経験をした人の本を読む

一冊の本を読むということは、考えてみれば大変な贅沢をしていることになります。その道のエキスパートやプロフェッショナルの経験を、一部とはいえ1000円〜3000円ぐらい払えば、知ることができるわけですから。

大きく「ヘコんだ」経験のある作者の本を何冊か読むというのも、「ヘコみに強くなる」練習の一つでしょう。まさに「ヘコんでいる」そのときには、薬並みの威力を発揮することがあります。

「ヘコんでいる」ときは、孤独なものです。無力感に襲われ、自分だけが周囲から取り残されたかのような錯覚に陥ります。そこで、先人のツラい「ヘコんだ」経験を読むことで、**「自分だけではないんだ」という、ある意味勝手な連帯感を持つことができる**のです。

少し違うと批判を受けるかもしれませんが、キリスト教の新約聖書も、似たような役割を果たしていたのかもしれません。聖書は、イエス・キリストとその使途たちの、苦難の列伝集とも言えます。キリスト教の布教には、おびただしい数の人の汗と血が関わっています。聖書を読んで勇気づけられた、もしかしたら「ヘコんでしまった」精神を回復することができた布教者も、たくさんいたのではないでしょうか。

自分が今関わっている分野をリードしている人、あるいは**同じフィールドで活躍している人の本を、一冊でもいいので読んでみる**ことです。出版業界は不況とはいえ、毎月数多くの本が出版されています。一昔前ならば、一般書の出版は、ごくわずかな〝その道の権威〟にしか許されないことでした。

しかし、ブログやソーシャル・ネットワーキング・サービス（SNS）が発達した現代では、普通のサラリーマン、主婦層の著書も珍しくありません。医者の世界も、昔ならば大学教授や有名院長ぐらいしか本は出せませんでしたが、時代の変化のおかげでわたしのような若造が出版できる世の中です。

◆◆◆◆◆苦労のドラマに共感することで「ヘコみ」を跳ね返す◆◆◆◆◆

著者と同じような経験をしたというわけではないのですが、最近わたし自身が読んで「こころがヘコまない補強工事になった！」と感じたのは、ノートルダム清心学園理事長の渡辺和子先生が書かれた『置かれた場所で咲きなさい』（幻冬舎）です。二・二六事件で父親を目の前で暗殺された渡辺先生のプロフィールも衝撃的ですが、内容もやや宗教的ながらも励ましを与えてくれます。

特に、学園運営を巡ってうつ病になり、治療を受けたくだりなどは、職業柄特別なものを感じないわけにはいきませんでした。このような感触は、医学書や論文を読んでも得ることのできない、読書ならではの魅力です。

仕事を成した人のストーリーには、必ず苦労のドラマが入っているものです。自分の共感できる人が書いた本を、一冊手にとって読んでみてください。記憶に残るものであれば、将来あなたが「ヘコんだ」ときに、あたかも聖書のような導きを与えてくれることでしょう。

8 朝食は必ず、食べ過ぎない程度に食べる

子どもの健康な成長を目的として、文部科学省が「早寝早起き朝ごはん」国民運動を推進しています。適切な運動、調和のとれた食事、十分な休養・睡眠といった基本的生活習慣の乱れが、学習意欲や体力、気力の低下の要因であることが、運動推進の根拠となっています。**大人の乱れた生活リズムの被害を受けてしまった子どもが増えている**ことも、その背景にあるのでしょう。

その乱れた生活リズムですが、大人の朝食事情はどうなっているのでしょうか。少し古いのですが、2008年にインターワイヤード株式会社が実施した、朝食に関する調査があります。この調査によれば、朝食を「毎日食べる」という人は66・1％と約3人に2人でしたが、20代に限れば46・1％と半数以下であることが判明しました。

さらに20代、30代の男性では、1割以上の人が朝食を「まったく食べない」

という、朝食抜きの生活をしていることもわかりました。

朝食を抜いたことによる自覚的な体調変化としては、1位が「昼食前に空腹でツライ」、2位が「やる気が出ない、シャキッとしない」、そのあとに「間食をしてしまう」「思うように動けない」が続きます。

この調査結果を信用するならば、**朝食を抜くと「ヘコみやすく」なる**ばかりのようです。政府が啓蒙活動をするのも理解できます。

政府が推進すると、それに反対する活動が出てくるのは、政治の世界と同じです。世間には「朝食抜き健康法」というものもあるそうです。インターネット検索でも、かなりの数がヒットします。

よく考えれば、欧米諸国の朝食は概ね質素です。コンチネンタル・ブレックファストはパンとコーヒーだけですし、ニューヨーカーの朝といえばベーグルとコーヒーという印象です。わたしが留学していたボストンでは、さしずめドーナツとコーヒーといったところでしょうか。

日本人の朝食も、変化してきています。もともと日本人は、一日二食だったという説があります。農耕を中心とした生活や、食料が現代ほど潤沢ではないなど、一日三食も取れない事情があったと推察されます。

◆◆◆◆◆朝食には「体内リズム」を保つ効果がある◆◆◆◆◆

朝食必須主義者がよく言うのは、「朝食を取らないと脳がブドウ糖不足になる」という説です。しかし、よほどの飢餓状態にならなければ、脳がブドウ糖不足になるというのはありえません。脳は、どんな状態においても血液量や代謝量を一定に保つ、恒常性に優れているからです。

わたしは朝食が健康にとって重要である最大の理由は、体内リズムを保つはたらきにあると思っています。体内リズム、すなわちからだの時計遺伝子を調整するのにいちばん強力なものは、光です。しかし、食事などの光以外の刺激も、体内時計の調整に大きな役割を果たしています。なぜならば、**体内時計をつかさどる時計遺伝子は、脳だけでなく胃や腸、肝臓にも存在する**からです。

現代は、日没とともに仕事終了というわけにもいきません。仕事だけでなくテレビ、ゲーム、インターネットなど、体内リズムを乱すものには事欠きません。

朝食の文化、ならびに体内リズムの科学を考えると、**朝食は食べ過ぎない程度に、必ず取ったほうがいい**ということになります。

温泉旅館のようなリッチな朝食が毎朝続いたら、午前中は胃がもたれたり眠くなったり、むしろ弊害のほうが多いでしょう。温泉の朝食は、たまの休暇に取るから、ありがたいのです。普段は、脳とからだを目覚めさせる程度のシンプルな朝食を心がけましょう。

9 休みのスマートな取り方

「ヘコまないためには、休みをしっかり取ることです」

と、ドヤ顔でアドバイスしても、

「先生、週末はともかく、有休なんか取れないですよ」

と、反論されてしまいそうです。それだけ、労働者にとって当然の権利である「有給休暇」は、高嶺の花になってしまっています。かくいうわたしも有休を取ったのは……いつだったっけ？　という状態です。

わたし自身への戒めも含めて、いっしょに「スマートな有休の取り方」を考えていきましょう。

なぜ取りにくいかというと、代わりがいないなど、少ないマンパワーの問題がいちばんのボトルネックでしょう。わたしも、半日で40人もいる外来患者さんの診察を、ほかの人に押しつけて休むわけにはいきません。

同僚、上司、顧客含めて、他人に迷惑をかけないようにするのが、基本中の基本でしょう。前もって自分が「不在」の日を、関係者に伝えておくのは、最低限のエチケット。不在時に本人しか処理できない重要案件がくるのが、いちばん他人泣かせです。

はぐらかすわけではないですが、「有休」と言わず「不在」と言うのが、スマートかもしれません。**日本人は、「休みを取る」ということに対して、負い目を感じる**ところがあります。「有休」を言い出すほうにもどこか引け目があり、また申し出を受ける組織としても、顔では笑っていても「おまえ休み取るのか」というような発想を持ってしまいがちです。

「不在」ならば、休み以外の所用のニュアンスが出せます。実際に、子どもの病気や老齢の両親の介護など、休養や娯楽とは言いがたい理由で、有休がどうしても必要になってくる場合が、これからはどんどん増えてくるでしょう。

◆◆◆◆他人を休ませてあげることも重要◆◆◆◆

「不在」の埋め合わせではないですが、会社にいるときにはちゃんと働いて、組織に貢献することはもちろんです。他人が有休を取るときはそのバックアップなどを厭わずにやってあげると、自分にも与えた親切が返ってくるでしょう。

こう考えると、「有休を取る」ということは、日本の職場においてはそうとうハイレベルな社会機能、コミュニケーションスキルを要求される交渉だと言えます。本来ならば、労働者に認められた当然の権利のはずなのですが……。

有休申請の交渉のゴタゴタで「ヘコんでしまう」ことも、日本では残念ながらあるかもしれません。「ヘコんだ」分を回復させるには、リフレッシュするだけではなく、組織貢献して他人を休ませてあげることも重要です。他人の利益のために行動する利他行為には、「ああ、いいことした」という一種の快感が伴います。この快感は、金銭などの報酬をもらったときの快感よりも強いことがわかっています。

金銭報酬などは、脳の**「線条体」**という部分が活性化されます。しかし金銭にからまない、純粋な利他行為、いわゆる「親切」は、自分や他人の行動を監視する機能を持つ**「内側前頭前野」**のはたらきによるところが大きいと報告されています。

他人を休ませてあげることも、立派な「利他行為」になります。「有休」は、自分だけでなく他人のためにもなるという考えも、遠回りではありますが、有休交渉で「ヘコまない」思考法の一つかもしれません。

第5章

「ヘコみやすい性格」を改善する法

1 自分のバイオリズムを把握する

わたしは、子どもの頃から**朝が大の苦手**です。正直、起床した瞬間から「ああ、1日が始まるんだ……」と、「へコんで」います。シャワーを浴びて、朝食を食べて、徐々に活力は出てきますが、スロースターターであると自分でも認めざるをえません。

「朝にテンションが上がらない、なかなか時間を有効に使えない」ことが、学生時代からの悩みでした。「朝をスッキリ迎えたい」という、同じ悩みを抱えている人は少なくないと思います。

農業や漁業などの自然を相手にする職種だけでなく、効率と生産性が重視されるホワイトカラー的な職種においても、「朝型」人間が「夜型」人間に比べて有利なのは、致し方ないことなのかもしれません。午前4時や5時に起床して、読書や運動など、自分のために時間を使う「朝活」が人気なのも、「時間を有効に使いたい」というのが、いちばんの動機なのではないでしょうか。

「朝活」は、「ツライ」と言いながらも習慣化できる人と、残念ながらドロップアウトしてしまう人とに分かれます。「夜型」人間は、根性と努力で「朝型」人間にチェンジすることは可能なのでしょうか。

結論としては、根性と努力ではどうしようもない科学的な要因が含まれています。人のからだや脳の細胞は、体内時計をつかさどる「時計遺伝子」というものを持っています。時計遺伝子は、細胞内におけるタンパク質の分泌調整を、約24時間周期で行っています。あたかも、タイマーや砂時計のようなはたらきと言っていいでしょう。

この**時計遺伝子には個人差があり、ざっくり分けると朝型、中間型、夜型**になります。24時間より短いと朝型に、24時間より長いと夜型になります。

自分の「時計遺伝子＝体内時計」にマッチした生活ができていれば、問題ありません。しかし、自分の体内時計と実生活との間にギャップができると、問題が生じます。「朝がツライ」がひどくなり、「朝起きられない」になってしまい、遅刻や欠勤が増えてくれば、睡眠障害やうつなどの可能性を考えなければならなくなってきます。

◆◆◆◆◆「夜型」は何かと旗色が悪いが……◆◆◆◆◆

時計遺伝子については、国立精神医療研究センターの三島和夫先生らのグループの研究が、最先端を走っています。講演で勉強させていただく機会もあるのですが、「朝が弱い」ことで悩んでいたわたしは、三島先生の話を聞いてかなり気が楽になりました。

「朝はダメだけど、午後から調子がいい」という人もいれば、「朝は頭も回るんだが、夕方になると疲れてくる」という人もいます。こうした個人差があるのは、遺伝子が関与していることが少なくないのです。「朝型」人間が夜にかけての仕事をする、あるいは「夜型」人間が、早朝から忙しい仕事をこなす。これでは調子が崩れても仕方がありません。

かといって、「頑張っても朝型に変われない」というわけではありません。いったん睡眠覚醒リズムを定常化させてしまえば、意外に「朝型」になってしまう人もいます。柔軟性のある人は、時計遺伝子が中間型のグループなのかもしれません。

「夜型」は何かと旗色が悪いようですが、研究者や作家といったクリエイティブ系の仕事をしている人の中には、電話や干渉の多い日中より夜にじっくり仕事をすることを好む人が少なくありません。大学病院でも、教授室や研究室はなんだかんだと夜遅くまで電気がついています。もっとも、夜も遅いが朝も早いという「スーパー体内時計」を持っている人もいるようですが。

いずれにせよ、いちばん大切なのは自分のバイオリズムを知ることです。

2 全員に評価されることなどありえない

「他人の評価というのはコロコロ変わるもので、一定していない」と第3章で書きました。

さらに言えば、100人いれば100通りの考え方、価値観があります。全員からプラスの評価を受けよう、ほめられようという八方美人的な考えは、やはり少し無理があると言わざるをえないでしょう。

「全員から評価されることはない」という事実を再確認しておくだけで、他人からの批判やdis（ディス）りに「へコんだ」としても、「へコみ」からの回復が良好になると思います。

もしもあなたが中間管理職以上ならば、「全員に評価された」ということは、イエスマンの部下しかいないか、単に空気を読むことに汲々《きゅうきゅう》としているだけという可能性が高いので、気をつけないといけないでしょう。

「空気を読む」協調性と、「空気を読まない」革新的な態度。どちらが正しいかでは評価できない、現代社会の重要な問題です。わたしの考えでは、社風や慣例など「なんとなく受け継がれているもの」に同調する圧力に屈して、**「空気を読みすぎる」傾向が強くなってきている**ような印象を受けます。

高齢化によって、昔に比べて意思決定に携わる人の年齢が、どの業界でも上がってきています。思考、判断がどうしても保守化して前例踏襲に重きを置いてしまい、発想の柔軟性が失われている組織が少なくないのではないでしょうか。

融通の利かない組織、頭の固い上司の主張に「バカバカしい」とこころの中では思っていても表には出さず、「面従腹背」ではないですが、「空気を読んだフリ」をしている人もいるでしょう。

少し変わったことを言ってしまい、目上の人などにダメ出しをくらって「ヘコんだ」としても、クヨクヨと気にする必要はないんだと考えましょう。繰り返しますが、「全員から評価されることはない」のです。

◆◆◆◆◆空気を読まずに「こだわる」ことの重要性◆◆◆◆◆

最近では、少しでも雰囲気を読まない言動、行動を示すと、すぐに**「発達障害」**なのではないかと言われかねません。

しかし、モーツァルトやアインシュタインも、その言動や行動から発達障害ではないかと言われていたくらいです。社会の偉業を成し遂げてきたのは、「発達障害」の疑いのある人々であることが少なくないのです。

あまりに「発達障害」という言葉が一人歩きしているので、精神医学の中でも、「発達障害」は過剰診断傾向であり、過度の「精神医学化」ではないかという批判が出てきています。

アメリカの動物学者、テンプル・グランディン博士は、非虐待的な家畜施設の設計者として高名な学者ですが、自ら発達障害の一種である「高機能自閉症」であることをカミングアウトしていることのほうでむしろ有名かもしれません。

彼女の自伝『我、自閉症に生まれて』(カニングハム久子訳/学習研究社)に

は、他人から奇異な視線で見られる幼少時代のエピソードが書かれていますが、その中に、

「『こだわり』を取り上げてしまうのは賢いとはいえない」

という文言があります。空気を読まずに「こだわる」ことの重要性を説いています。芸術や研究といった領域では、他人の批判やdis（ディス）りにもめげない、自分の仕事のこだわりだけを貫く態度が、結果的には実を結ぶことがあります。

3 しっかり「ヘコむ」時間を作ってみる

「ヘコみにくくなる」、あるいは、「ヘコみから上手に回復する」というのが本書の目指すゴールです。それからは正反対の話のように一見思えますが、しっかりと「ヘコむ」時間を意図的に持ち、自分と向き合う機会を作るのは、たまにであればプラスの反省作業になりえます。

「ヘコむ」ことは、不愉快なこと、うまくいかないことに対する反応現象です。「ヘコみ」にも程度の差はもちろんあって、深い「ヘコみ」が続くならば、深刻な問題に直面せざるをえないでしょう。

浅い「ヘコみ」ならば、回復も早そうです。立ち直りが早いのは悪いことではないのですが、「ヘコんだ」問題点をスルーしてしまい、結果的に「なんとなく」回復していたことになります。

結果オーライでいいのではないかと言われればそれまでですが、自分をよく知るには自分の弱点に目を向けることがどうしても必要です。「なんとなくの回復」「問題点のスルー」は、問題解決からの思考の逃避と言えなくもありません。

「どうしてヘコんでしまったのか」を、考察する機会がたまにはあってもいいのではないでしょうか。

とはいえ、このような反省作業は、気が進むものではないでしょう。したがって、毎回ではなくピンポイントで行うのが、現実的です。「こんな理由で、ヘコんだこと、前にあったな」という履歴があれば、繰り返さないためにもなおさら一度は沈思黙考してみるべきです。

◆◆◆◆「ヘコむ」ことで同じ失敗を防ぐ◆◆◆◆

一晩寝て「ヘコみ」から復元するのも、メンタルヘルスの上からは大切です。しかし、毎回同じパターンを繰り返していては、進歩がありません。「なぜヘコんでしまったか」の原因を、一度分析する必要があるでしょう。

さらに言えば、人間の記憶は常にアップデートされており、忘れやすいという特徴があります。屈辱的な深い「ヘコみ」ならば記憶に刻み込まれるでしょうが、軽い「ヘコみ」ならば、「ヘコんだ」こと自体忘れてしまうことも少なくないのです。

具体的な解決策としては、**問題点を2、3点リストアップする、「プロブレム・リスト」**を作ってみることです。

たとえば、「書類が期限に間に合わず、上司に叱られた」のならば、「日程の進め方に問題はなかったか」「期日を延ばしてもらうよう交渉するべきではなかったか」「今回は断れず仕方がなかった」「依頼したほうに無理がある」などと、主観的、客観的両面から考えてみます。ちなみに、プロブレム・リストは、医療現場でカルテを記載するときに用いられる作法です。

自分なりに分析を行い、次に「ヘコまない」ためにはどうするべきかというプランを立てます。プランまでは立てられないかもしれませんが、次に同じことを経験するときに「あのときはこうだった」という学習が働けば、「ヘコみ」を回避できる策が見えてくるかもしれません。

毎回このような反省作業をしていては、さすがに重すぎます。しかし、とにかく忘れる、軽く流すといった「ヘコみ」対策ばかりしていると、長い目で見ての成長には益しないのではないでしょうか。精神的余裕が比較的あるときに実践してみましょう。

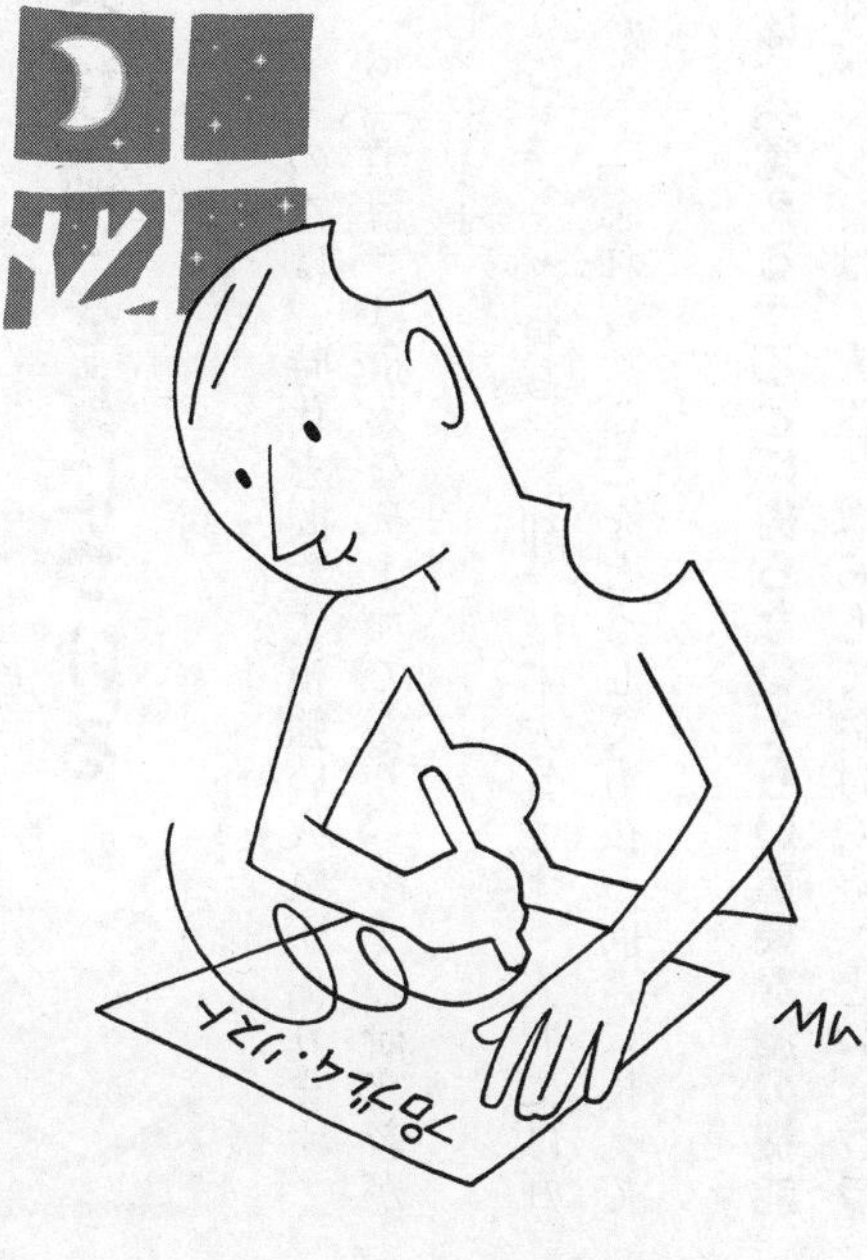

4 「忘れる技術」を身につける

「記憶術」「勉強術」がテーマの本は、時代を問わず根強い人気があります。研究の世界でも、「記憶」や「学習」は重要なテーマであり、多くの研究者が新しい知見を求めて競争しています。

ところが、忘れてしまうこと、すなわち「忘却」は不人気です。人間には好奇心や知識欲がありますから、「忘れる」ことをどうしても後ろ向きに捉えてしまうからかもしれません。

しかし**「忘れる」ことは、「覚える」ことに劣らないくらい重要な脳の機能**の一つです。「多くの忘却なくしては、人生は暮らしていけない」とは、フランスの小説家バルザックの残した格言ですが、これは精神医学から見ても的を射ているのです。

現に、忘れたくても忘れられずに困っている人たちがいます。トラウマ経験が発作的に蘇《よみがえ》る「フラッシュバック」に苦しむ心的外傷後ストレス障害（PTSD）の患者さんも、そうした人たちの一部です。

天災や犯罪がらみのトラウマ体験とまではいかなくても、若い女性で多く見られる摂食障害は、小さい頃「太っている」といじめられたことや失恋など、思い出したくもないが忘れられないネガティブな体験がきっかけになっているケースが少なくありません。

「サービスが悪いと客に怒鳴られた」

「夫にさんざんダメ出しをくらった」

職場や家庭といった日常生活の中で思い切り「ヘコんで」しまった失敗も、トラウマとまではいきませんが、それをいつまでも忘れられずクヨクヨ悩んでしまい、「ヘコみ」からの回復・復元の妨げになってはいないでしょうか。

都合の悪い記憶だけ上手に「消去する＝忘れる」技術があればいいのですが、それができる方はこの本を手に取ってはいないでしょう。無理に考えないようにするとますます気になる「負のスパイラル」に陥ってしまう、という人のほうがむしろ多いはずです。

◆◆◆◆◆他人に話したり、紙に書いたりして「忘れる」◆◆◆◆◆

このように簡単ではない「忘れる」技術ですが、現実的に実践可能な方法としては、自分の気持ちを他人に話していくという**「自己開示」**があります。「自力で脳内の回線を切ったりすることはできない。ならば他人を使うのが賢明な作戦だ」というわけです。

「自分のことを話したら、スッキリした！」という経験は、誰しもあるものです。自分をオープンにすると、それに合わせて相手のオープン度も大きくなります。自己開示が相互に共鳴することで、心の健康度が高まり、ネガティブな記憶を処理していくことにもつながるのです。**話をする他人がいなければ、メモ用紙に書いていく**のも、立派な「自己開示」になります。

他人への自己開示や筆記により精神的な健康性が高まることは、テキサス大学の心理学者、ジェームズ・ペネベイカー博士が研究で実証していることです。自分の中だけで処理しようとせずに、コミュニケーション相手や紙を使って自己を開示して、「ヘコんだ」記憶を忘れていきましょう。

もう一つの方法としては、自分で行う**イメージトレーニング法**があります。将来の苦難を乗り越えた自分が、「あのときは（ヘコんで）大変だったな」と振り返っている姿をイメージする方法です。たとえば「2年後は一回り大きくなっている」と思えば、「忘れる」とまではいきませんが、今を頑張ろうという希望が生じてきます。

1年でも2年でもいいのですが、年数を区切ることが大切です。「ここまで頑張ればいい」という割り切りが生じ、希望の光が差してきます。仕事の契約期間や任期などがあれば好都合ですが、ない場合は「この仕事は、あと2年だけは頑張る」などと、自分で暫定的に区切りを作るようにしましょう。

「忘れる」ための即効薬は、残念ながらないと言わざるをえません。他人に自分の思いを話し、希望の持てる自己認識の訓練をしていく、この地道な作業が遠回りなようで、いちばんの近道なのかもしれません。

5 「でも」「だって」「だから」の「3D言葉」を発しない

「先生、患者さんの話を聞くコツってあるんですか？」

ときどきそんな質問をされることがありますが、特別なコツというのはありません。「フンフン」とうなずきながら相手の話を肯定的に聞いていく、この基本に忠実であるだけです。「でも」「だって」「だから」に続いて相手を否定する言葉は、たとえ必要であっても、いちばん最後に持ってくるべきでしょう。

人は、自分の話を聞いてもらいたいものです。他人に話しても、人間関係や家族の悩みが解決できないことは、当の本人がいちばんよくわかっています。しかし、相手からいきなり「でも」「だって」「だから」で話の腰を折られては、だれでも「ヘコんで」しまうのではないでしょうか。

できそうにもない依頼や相談を持ちかけられた場合でも、にべもなく「できません」と即答してしまったら、相手は納得してくれないでしょう。「下手に話を聞くと相手に誤解を与えてしまう」という考え方もあるかもしれませんが、まずは相手の話に耳を傾ける態度を優先するべきです。そうやって相手に十分話させた上で、YESなりNOなり意思表示や判断を伝えたほうが、コミュニケーションのスムーズさという点から見れば得策だと思います。

サービス業のクレーマー対応も、基本は同じだと思います。医療現場にもクレーマーは少なくないですが、「でも」「だって」「だから」の「3D言葉」は火に油を注ぐことがほとんどです。傾聴しながら、自分の主張や判断を伝えていく、なかなかタフな作業になります。

あなたが「でも」「だって」「だから」から始まって、相手を否定する話をしたとしましょう。あまりに言い過ぎたときは別でしょうが、そうでなければあなたは「ヘコむ」ことはないでしょう。しかし、言われた側は、程度の差はあれ「ヘコんでいる」可能性があります。

因果応報ではないですが、他人を不用意に「ヘコませる」ことは、得策ではありません。あなたのネガティブイメージが、相手の脳に刻み込まれてしまいます。「厳しいことを言ってくれてありがたい」という優等生もいるかもしれませんが、それは後付けの解釈であって、最初の反応は不愉快な、ムカつく、そういった感情でしょう。

◆◆◆◆相手に反論・注意するときの「うまい言い方」◆◆◆◆

相手の話を聞いていて内心「そんなことないよ」と思っても、「でも」「だって」「だから」、ついでに言えば「しかし」「それは（違う）」などのネガティブ接続語は、いったん飲み込みましょう。「3D言葉」は、間接的に跳ね返ってあなたを「ヘコませる」かもしれないのです。

もちろん、ミスや注意点などを指摘しなければならない機会は往々にしてあるでしょう。そういう場合でも、できれば相互に信頼関係を維持できる形で意思疎通をしたいものです。ならば、まずは「フンフン」と相手の言い分を聞いて、そのあとで「それはそうだが」「なるほどその通りだとして」というように強い否定の形をとらずに相手に反論する、もしくは注意するのがいいでしょう。

相手があなたの反論や注意で少し「ヘコんだ」ならば、そのぶん回復力を最後に与えてあげるのも巧みな作戦です。話の最後に、「話してくれてありがとう」などと、感謝の意を表してみましょう。感謝は、「ヘコんでいる」状態からの回復剤としてはもっとも有効なものの一つです。

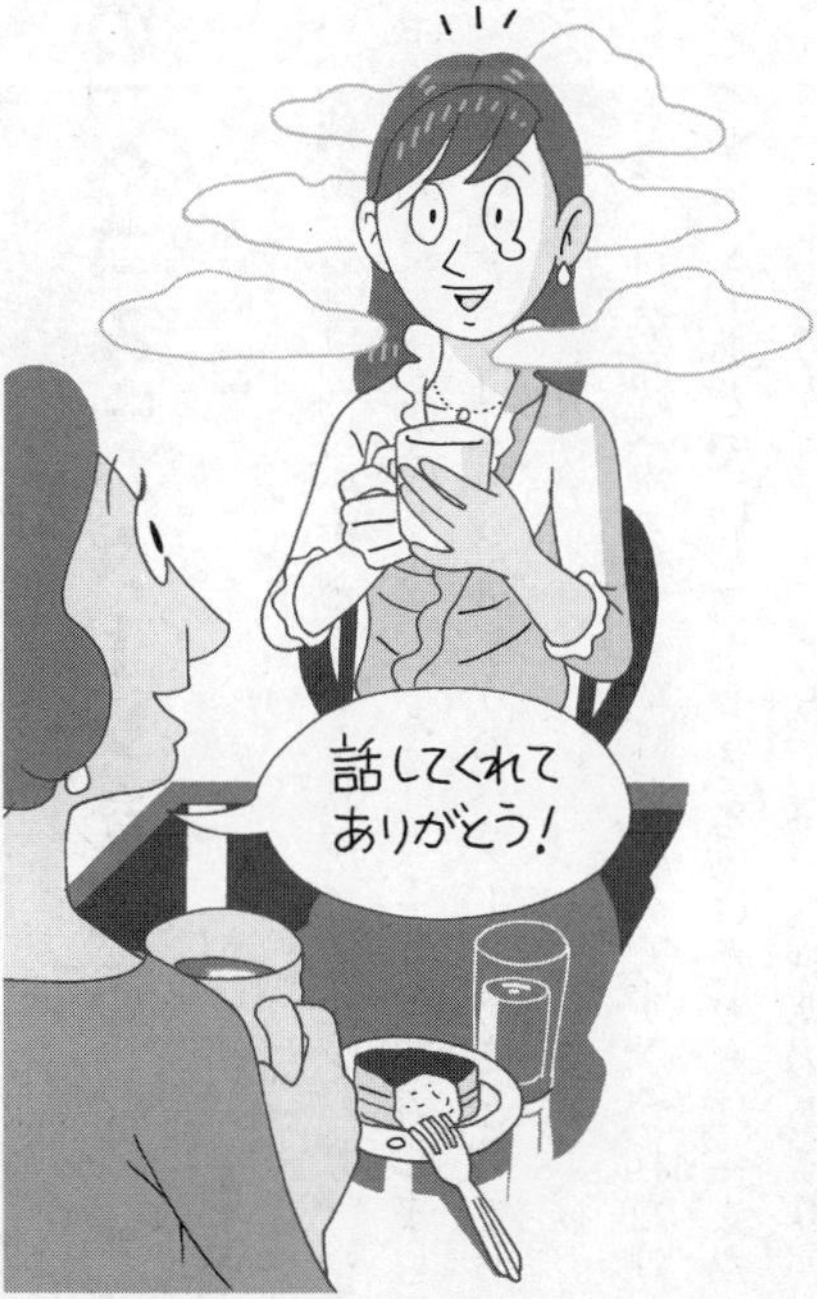

6 自分の「ヘコみ」パターンを知る

前著『「テンパらない」技術』では、自分がどういう状況で「テンパり」やすいかをまとめる『「テンパった」まとめリスト』を作ることを助言しました。「ヘコんでしまう」についても、自分のお決まりのパターンをまとめておくことは、自己認識を深めるためにも有効です。

軽い「ヘコみ」というのは、自然回復することがほとんどです。それだけに、スルーしてしまうことが多く、あとで同じストレスを受けたときに「また（同じことで）ヘコんじゃった」となりがちです。これでは自己嫌悪のあまり、なおさら「ヘコんで」しまいかねません。

どういうストレスや刺激、状況で自分が「ヘコみ」やすいか、三つぐらい具体例を挙げてみてはいかがでしょうか。三つリストアップすると、自分の「ヘコみ」パターンがだいたい見えてきます。

「プレゼンがうまくいかないとき」

「ＰＴＡの役職がうまくこなせないとき」

など、「○○がうまくできない」パターンの人は、自分で自分を「ヘコませる」**自責タイプ**です。自信欠乏タイプと言い換えてもいいでしょう。「うまくいっていない」「うまくこなせていない」という客観的証拠が厳然としてあれば話は別ですが、そういうものがない場合は他者の客観的評価に比べて自己評価が低すぎることが大半です。思い通りにいかない怒りが、自分に向いているとも解釈できます。

◆◆◆◆◆あなたは自責的タイプ？　それとも他責的タイプ？◆◆◆◆◆

一方で、

「出した料理を、夫や子どもにマズいと言われたとき」

「上司に叱責されたとき」

これは自責的パターンとは違って、他者のネガティブな評価が刺激となって「ヘコむ」パターンです。

「これは自分で食べても明らかにマズい料理だ」「この出来では、部長が怒るのも無理がない」と、批判されて仕方がないと受け入れている人もいれば、「夫の味覚がおかしいだけだ」「頑張ったのに、なんでダメ出しされなきゃならないんだ」と、浴びた非難に対して怒りを抱えてしまう人もいるでしょう。自責的の反対の意味で、**「他責的」**と表現しておきましょう。

あなたが挙げた三つの「ヘコみ」具体例のうち、「自責的」と「他責的」では、どちらのパターンが多かったでしょうか。三つないし二つを占めたパターンが、あなたの「ヘコみ」の特徴を示しています。

自分を責めがちの「ヘコみ」パターンならば、自分を追い込まず、受け入れて許すことが求められます。少しだけ「他人のせい」にするのも、この際大目に見ましょう。逆に他人に「この野郎」という感情を持つ「ヘコみ」パターンならば、他人の足りないところも認める寛容さをもう少し持ったほうがいいと思います。

リストアップする三つは、最近「ヘコんだ」エピソードでも構いません。自然に思い浮かんだ内容が、望ましいでしょう。わたしの最近の「ヘコんだ」エピソードは、提出した論文が学術雑誌から却下されたことでしょうか。真っ先に「内容がしょぼいから」と自責的になりましたが、「変わった担当者に当たったんだ」と少し人のせいにして、気持ちを楽にしておきました。

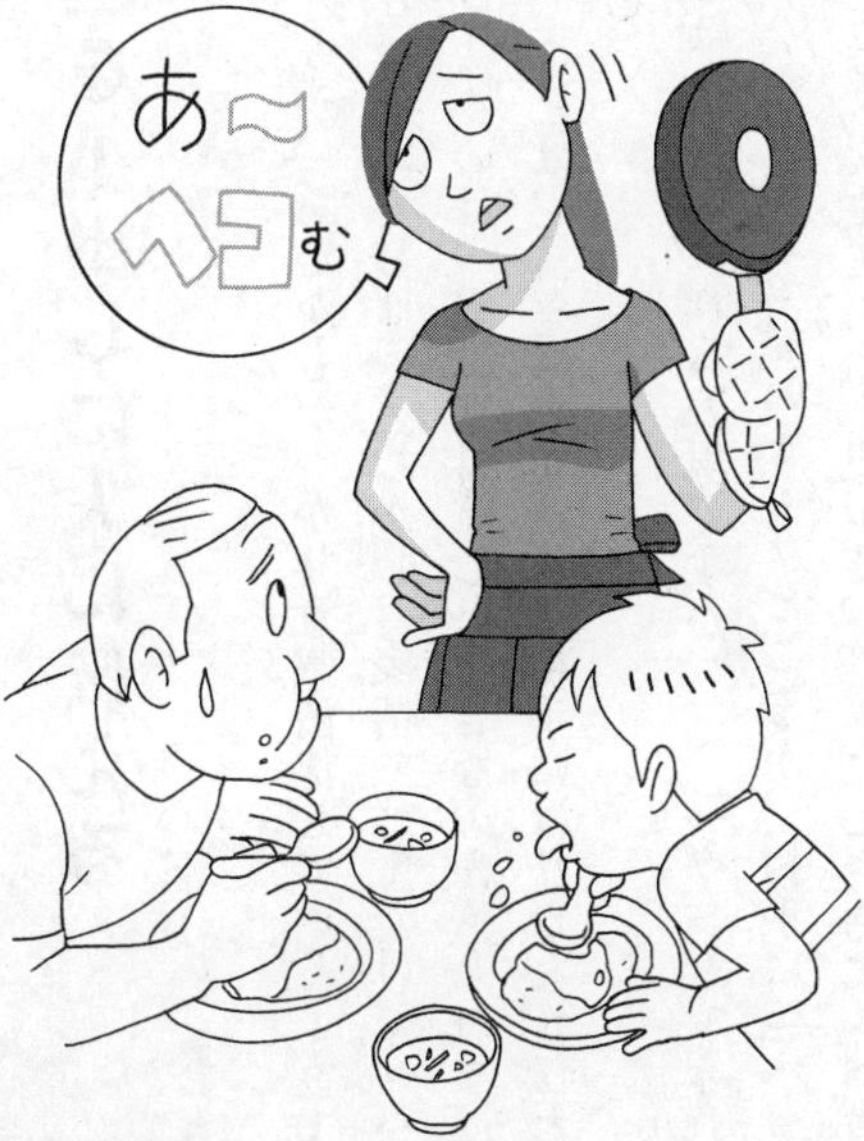

7 「ヘコみ」を小出しに人に伝える

人が「ヘコんでいる」かどうか、あたかもがっかり意気消沈しているようであれば、端から見てもわかりやすいでしょう。しかし、表情や態度だけで「ヘコんでいる」ことを他人が見抜くのは、実は案外難しいことなのかもしれません。自分が「ヘコんでいる」ことは、言葉にしなければ相手にはなかなか伝わらないものです。

「ストレスをため込む」とはよく使われる表現ですが、「ヘコみ」もできれば、蓄積し過ぎないほうがいいに決まっています。ところが、相手に「ヘコみ」が伝わらなければ、相手は「大丈夫だ」と思って、さらにこちらに「ヘコむ」ような負荷や刺激を与えてくるかもしれません。

何も言わないと「大丈夫だ」と思われてしまう危険性。安全だ、大丈夫だと思っていたものが、不意に突然壊れるという事故は、トンネルだけに限ったことではないと思います。

我慢を重ねて「ヘコみ」をため込んだあげく、一気に爆発して決壊してしまったのでは、お互いに精神的な消耗が半端ではありません。「ヘコみ」からの回復や復元も、結果的に遠のいてしまいます。

◆◆◆◆悪気のない「ボヤき」はとても効果的◆◆◆◆

「自己開示」という概念を、先の「忘れる技術」の項目で紹介しました。「ヘコんでツラい」ことを小出しにしていくのも、一種の小刻みな「自己開示」です。

「あの会社への営業、いつもながら気が重いんだよな」

「あの家のお母さん、ちょっと気難しくて気を使うのよね」

こういった自分のネガティブな思いを、嫌味を与えないような言い回しと頻度で、気の知れた同僚や家族などに短く話すのは、「ヘコみにくい」しなやかさを身につけていく一つの方法だと思います。

かといって、相手に対する徹底的な悪口や中傷、敵意の表れとなってはいけません。あくまで、悪気のない「ボヤき」程度にとどめておくことが大切ですし、そのくらいで十分です。

「ボヤき」のあとには、「まあ、しようがないね」と笑顔でまとめるくらいの後味の良さがあれば、合格点でしょう。少なくとも他人には、ストレスや刺激によってあなたのこころが「ヘコんでいる」ことが伝わります。

他人に知ってもらうことは、新たな負荷予防にもつながりますし、なにより「自己開示」の充足感が得られます。こういったワザは、1回きりにはせず、間隔を置いて小出しに使いたいものです。

もちろん、1日中ボヤいているようでは、他人から疎まれてしまいます。頻度とタイミングが大切です。ただし、これには週1回がいい、月2回ぐらいが適当、といった正解はありません。

「ため込み過ぎず、ボヤき過ぎず」、このバランス感覚を相手の反応も見ながら養っていきましょう。

8 相手を喜ばすサービス精神を磨く

相手を喜ばせる、楽しませるというサービス精神も、「ヘコまない」、あるいは「ヘコんでいる」状態から回復するためには、忘れてはならないものです。

電車で妊婦さんやお年寄りに席を譲る「親切」

海岸の清掃や災害支援などの「ボランティア」

宴会部長としてみんなを盛り上げる「エンターテイナー」

ほかにも例はあるでしょうが、他人のための行動は、満足感や「自分がやっているんだ」という自己効力感につながります。

近年では、脳内の**「オキシトシン」**というホルモンが、こういった「他人を思いやる」心情に関係が深いことが明らかになってきています。

オキシトシンというホルモンは、脳の**「下垂体後葉」**というところから分泌されます。教科書的には、女性らしい人間のはたらきに関係しているホルモンとして知られています。女性の子宮を収縮させるはたらき、それに子どもを出産したあとに母乳を分泌させるはたらき、この二つの母性的な機能にオキシトシンが深く関わっていることは、以前から知られていました。

このオキシトシンがなぜ「ヘコまない」と浅からぬ関係にあるかというと、オキシトシンは人間どうしの「信頼」という概念に関連して分泌されるということがわかってきたからです。

さらにオキシトシンは、**やる気・喜びに関わる「ドーパミン」や、うつ・不安を和らげる「セロトニン」**とも密接に関係しています。

ドーパミンは、人間のやる気や喜びの源になる神経伝達物質です。それ以外にも、母性愛など親子間の愛情にも、ドーパミンの関与が確かめられています。なぜかというと、ドーパミンは快感を生むだけではなく、親子を結びつけるはたらきをするオキシトシンを生み出すからです。オキシトシンを分泌する神経は、ドーパミン神経によって周囲を取り囲まれています。このため、ドーパミンが放出されると、その刺激でオキシトシンが連鎖的に分泌されます。さらに、オキシトシンの分泌が上昇することにより、愛着が高まるわけです。

◆◆◆◆◆他人に親切にすると、「ヘコみ回復ホルモン」が活性化◆◆◆◆◆

ドーパミンだけでなく、セロトニンとも深い関係にあるのがオキシトシンです。セロトニン神経には、オキシトシンをキャッチする部分（＝オキシトシン受容体）があります。オキシトシンが活発に分泌されるほど、セロトニンも同時に活性化し、平常心やこころの落ち着きに貢献するのです。オキシトシン受容体は、人間の感情コントロール機能を持つ前頭前野と扁桃体に存在することも、大きな意味を持っています。

オキシトシン分泌が活性化すれば、やる気がアップし、平静なこころを保つことができるというわけです。まさに、**「ヘコまない」ホルモン**です。

そして、本項目の冒頭でも述べた通り、オキシトシン活性化のいちばんの方法は、他人に親切にしてあげること。電車で座席を譲る、同僚にお茶を入れてあげる、この程度でいいのです。親切をすれば、感謝されることも増えます。

「小さな親切」は、「大きなお世話」ではありません。「ヘコみ回復ホルモン」オキシトシン分泌の、スイッチでもあるのです。

9 自分に合った余暇を過ごす

息をつくヒマもないくらい忙しい、あるいは精神的に「ヘコんで」いるときには、余暇の過ごし方を考える余裕もなくなってしまいます。しかし、余暇、あるいは「退屈」を考えることは、「ヘコみ」からの回復・復元という意味では、決して軽く見てはいけないことです。

かといって、よく言われる**「オンとオフとをはっきりさせましょう」は、万人向けのアドバイスではない**と思っています。「休日も仕事を少しぐらいするほうが調子を崩さないからいい」という仕事人間もいれば、「平日も休憩をこまめに取って、無理をしない仕事の進め方が向いている」というマイペース型の人もいます。

自分の休日の過ごし方を、もう一度振り返ってみましょう。たとえば天気のいい日に終日家にこもって過ごすと、「しまった、また無為な休日を過ごしてしまった……」と後味悪く「ヘコんでしまう」人は、ある程度は活動して充実感を味わったほうがベターでしょう。疲れていれば、近所を散歩したり、日用品などを買いに出かけたりするだけでも構いません。それでもまったく出ないよりはだいぶマシのはずです。

逆に、わたしなどは、一日中インドアで過ごしたとしても、

「ああ、久しぶりにゆっくり休めた」

「好きなテレビもネットも十分満喫できた」

と自分が満足できれば悪い過ごし方ではない、というタイプです。ただし、昼夜逆転しないなど生活リズムが保たれていればという条件付きですが。ハードなスケジュールなどで毎日残業、睡眠不足、疲労蓄積ということであれば、週末は心身をゆっくり休めることの優先度が高くなるのは仕方のないことだと思います。

欧米人は一般的に「休むために仕事をする」という感覚の人が多いようですが、日本人は対極的に「きちんと仕事をするために休む」というスタイルの人が多いのではないでしょうか。かくいうわたしもその一人です。

◆◆◆◆◆短時間でもいいので「自分のための時間」を作る◆◆◆◆◆

仕事中心の生活スタイルに加えて、そのときの精神状態、疲労状態に合わない休日を過ごしたりすると、休日の終了時、あるいは翌週にかけて疲れや良くない影響を残しかねません。本来休むべき休日に無理して活動したことによって疲労が蓄積し、平日に気分、思考が後ろ向きになってしまうことは回避したいものです。

休日や余暇が終わったあとを想定して、結果的に**「ヘコまない」休日の過ごし方**を、それぞれに検討してみてください。これは、万人に共通する正解はありません。また、家族などの意向もあって、自分の思い通りには過ごせないのが〝大人の休日〟でもあります。その中で、短時間でもいいので、「自分のための時間」や「自分がリラックスできる時間」を作ることをおすすめします。どういう休日の過ごし方がいちばん「ヘコむ」かを考えて、少しでもそうならないように行動すれば、まずまずと言っていいのではないでしょうか。

第6章

「人間関係」でヘコまないためのコツ

1 相手に期待し過ぎない

人間は、重要なことからくだらないことに至るまで、「○○はこうであってほしい」「△△はこうあるべき」などと、理想や希望を持っているものです。

ただ、現実の厳しさを経験するとともに、その理想像は修正されていきます。

結婚が、いい例でしょう。男女ともに、はじめは理想の条件があるはずです。男性ならば、「美人」「料理がうまい」「性格がやさしい」、女性ならば「イケメン」「高収入」「高身長」などでしょうか。いずれも、現実の異性との出会いの中で妥協が行われ、自分の理想像はたいていの場合下方修正されて、落ち着いていくものです。

しかし、**自分の理想像が高止まっている**場合があります。「高望み」「要求水準が高い」などは、この状態を指す言葉だと思います。

希望や目標は、自分の実力より少し高いところに置くことが理想です。あまりに簡単にできてしまうことでは、希望や目標ではなくなります。しかし、とても実現できそうにもない希望や目標は、自信喪失につながり、「ヘコみやすく」なってしまうことは十分に考えられます。

また、他人に対しても、高すぎる希望レベルや目標設定は、お互いに苦しくなる遠因となることがあります。

「部下が思い通りに動かない」

「上司が言うことを聞いてくれない」

という不満を持っているならば、実際に相手に落ち度はあるのかもしれませんが、あなたの理想像が高すぎる可能性もあります。

「いや、オレはそんな若い部下に期待していないよ」と物わかりのいい上司もいるかもしれませんが、世代が違えば価値観のギャップも必ず存在します。相手に何かを要求する際には、ある程度の認識のズレを織り込んでおかないといけません。

◆◆◆◆◆「そううまくいくはずないよな」と期待値を下げる◆◆◆◆◆

一般企業や組織でも珍しくないでしょうが、大学の教育現場でも、このギャップが目立ちます。

「こんなことも習ってきていないのか、最近の学生は」と嘆息する大学教員も少なくないようですが、「最近の若い者は……」という年長者も、価値観が自分たちが若い頃のまま固定していて柔軟性を失っているという批判は、甘受しないといけないでしょう。

若い人が「このおっさん、ダメだなぁ」とあきれている姿、これは「期待値を下げる」心理作業を行っていることになります。年長者は、少し見習ってもいいかもしれません。100％自分の思い込んでいる通りに物事が進むと考えていると、たとえ90％程度その通りになったとしても、マイナス10％のために不満を感じて「ヘコんで」しまいます。

理想や要求水準が高すぎるということは、期待する側、期待される側双方にとってツラいです。ところが実際には、**自分の理想の高さに気がついていない**

場合が少なくありません。

「ヘコみそうな」ことがあったら、「そううまくいくはずないよな」「しようがない」と、期待値を少し下げてみる。そうすれば、「ヘコみ」を跳ね返す復元力、回復力が強まるのではないでしょうか。

なにより、「なんとかなるさ」という楽観的な見方は、悲観論が目につく現代社会にとっては、必要な考え方だと思います。自分の理想や思惑通りにいかないで「ヘコむ」ときは、理想や期待のレベルを下げることを考えてみましょう。

2 「ヘコんでしまう」相手への対処法

「あー、またあの課長の下で働くのかぁ……」

「またわがままな新人に教えるのか……」

「あのお客さんのクレーム対応、いつまで続くんだろう……」

この人さえいなければ「ヘコむ」ことなんてないのに、と考えたことのない人はほとんどいないでしょう。

人徳のない人、相性の合わない人など、会うたびに「ヘコむ」ことばかりという天敵が、まわりに一人ぐらいはいるものです。

「最初はソリが合わなかったけれども、つき合いが深まるとともに仲良くなっていった」というのは理想的なパターンです。「最初はイヤなやつだと思ったけど、案外いい人だった」というオチになれば、人生経験としても素晴らしいことです。

しかし、そのようにうまくいくケースは、現実にはそう多くはないのかもしれません。診察現場でも、「ストレスの原因は？」と聞かれて、「人間関係」と答える人が圧倒的に多いからです。**被害者である「ヘコむ」人間と、加害者である「ヘコませる」人間とが混在しているのが、人間社会の宿命**なのかもしれません。

特に上司部下など、力関係の上下がはっきりしている場合では、指導、叱責、注意がどうしても増えてしまいます。最近は「ほめる」重要性が叫ばれていますが、上司全員がほめて育てる方針を持った人格者ではありません。中には、威圧的・圧力的な上司もいるでしょう。

「怒鳴られた」「文句ばかり言われる」「評価されない」など怒りの原因は、自己承認されないことへの不満が大きいようです。こっぴどく怒られた場合は、なかなか忘れられません。怒られた恨みは、しつこく残り続けます。「ヘコんだまま」、あるいは苦手な相手を見るたびに「ヘコんでしまう」など、「ヘコんだ」状態が慢性化してしまう危険性もあります。

◆◆◆◆◆思い切って懐に飛び込むか、徹底的に距離を取るか◆◆◆◆

では、どうしても「ヘコんで」しまう相手にどう対処していけばいいのか。

ここでは、好対照の対処法を二つ紹介しておきましょう。「思い切って懐に飛び込んでみる」か、「徹底的に距離を取って回避する」かのどちらかです。

先に述べた「最初はイヤなやつだと思ったけど、案外いい人だった」という認知を積極的に獲得しようとするのが、「懐に飛び込んでみる」作戦です。イヤな人の中に「いいところ」を見つける努力をしてみます。自力ではなかなか難しいことなので、他者の視点を借りましょう。「あの部長とはなかなか相性が合わないんだけど、いいところって一つぐらいあるかな」と、同僚とのランチや飲み会のときに話題にしてみるのです。

ペット好き、庭いじりが趣味など、話しているうちに意外な一面を知って、見方が変わることもあるかもしれません。

しかし、いいところや好ましい一面が一つも見つからない、みんなを「ヘコませる人」として評価が一致している困った人もいます。そういうときは、

「徹底的に近づかない」「コミュニケーションは必要最低限にする」と割り切ることです。

一昔前のお役所を思い出してください。冷たい事務的な対応に徹していることが多かったと思いますが、あのスタンスで臨むというのも、一つの方法です。

自分のこころを徹底的にクールにする。多少は「ヘコむ」かもしれませんが、耐久力が少しはつくかもしれません。

3 他人の悪口は積極的にブロックする

前著『「テンパらない」技術』での、「他人の悪口を言わないと決意する」の応用編になります。他人に対する感情的な悪口、中傷は、慎むに越したことはありません。他人の悪口を吐いたあとは、一瞬スッキリするかもしれませんが、後味は悪く、かえって「ヘコむ」こともあるでしょう。

悪口は、回り回って自分に跳ね返ってきます。自分の不用意な中傷が、相手の不信と恨みを招き、ますますあなたを「ヘコませる」モンスターに変貌しかねません。

あなたは悪口を抑えられたとしても、悪口、中傷、良くないうわさ話が好きな人はどこの組織にもいるものです。そういう人たちとの会話の中で、抑えていた悪口の虫が騒ぎだし、思いもかけず悪口が飛び出してしまうこともあるかもしれません。

悪口やうわさが好きな人は、必ずあなたの吐いた悪口のメッセンジャーになります。ウィルスを媒介して伝染させるハエや蚊のような存在と言っていいでしょう。忘れた頃に、思わぬとばっちりを被りかねません。

◆◆◆◆ノラリクラリとした受け答えでかわす◆◆◆◆

「Aさんばかり有休を取れるのは、社長のコネ入社だから」

「あそこの旦那さん、リストラされるみたい」

悪口やうわさ話が好きな人は、ソースの出所や内容の正確さはあやしいとしても、情報量は豊富に見えます。しかし、こういった人の真の特徴としては、情報によく通じているというより、誰かにしゃべりたくて仕方がない性格傾向ではないかと推察します。**「ここだけの話だから」「あなただけには言うけれど」**を、連発している可能性があります。

自分がいちばん情報通だという自己満足感を満たしたい気持ちも強いので、どうしても自分の話を聞いてもらいたい、承認してもらいたい欲求も強くなります。したがって、自分の話を否定する人をいちばん嫌う傾向があります。

こういった人がしゃべる悪口をうまくブロックし、スルーしていくのも、自身が「ヘコまない」ためのスキルです。作戦としては、表面的には肯定的な態度で臨みます。しかし基本は、距離を取って中立的なスタンスが原則です。

たとえば、「自分勝手なBちゃん、最悪だよね。どう?」といったフリには、「ふーん」「そうかな」「どうかしらね」などと、否定も肯定もしないノラリクラリとした受け答えをしておきましょう。「Bちゃんもいいところがある」などと反論して弁護すると相手の機嫌を損ねてしまいますし、逆に、下手に同意や理解を示して、話題に上った人の無用な怒りや恨みをかうのもバカバカしいことです。

もちろん実際には、なかなかこうスムーズにはいかないかもしれません。成りゆきを自然に委ねるという大らかな心構えも、持っておいたほうが気楽です。こういう他人の悪口、中傷が好きな人には、結局人望は集まらず、多くの人が距離を置くようになるでしょう。適当に話を合わせておけばいい存在ならば、それほど気を使う必要もなくなってくるはずです。**他人の悪口にはつき合わない**、これが「ヘコまない」基本でしょう。

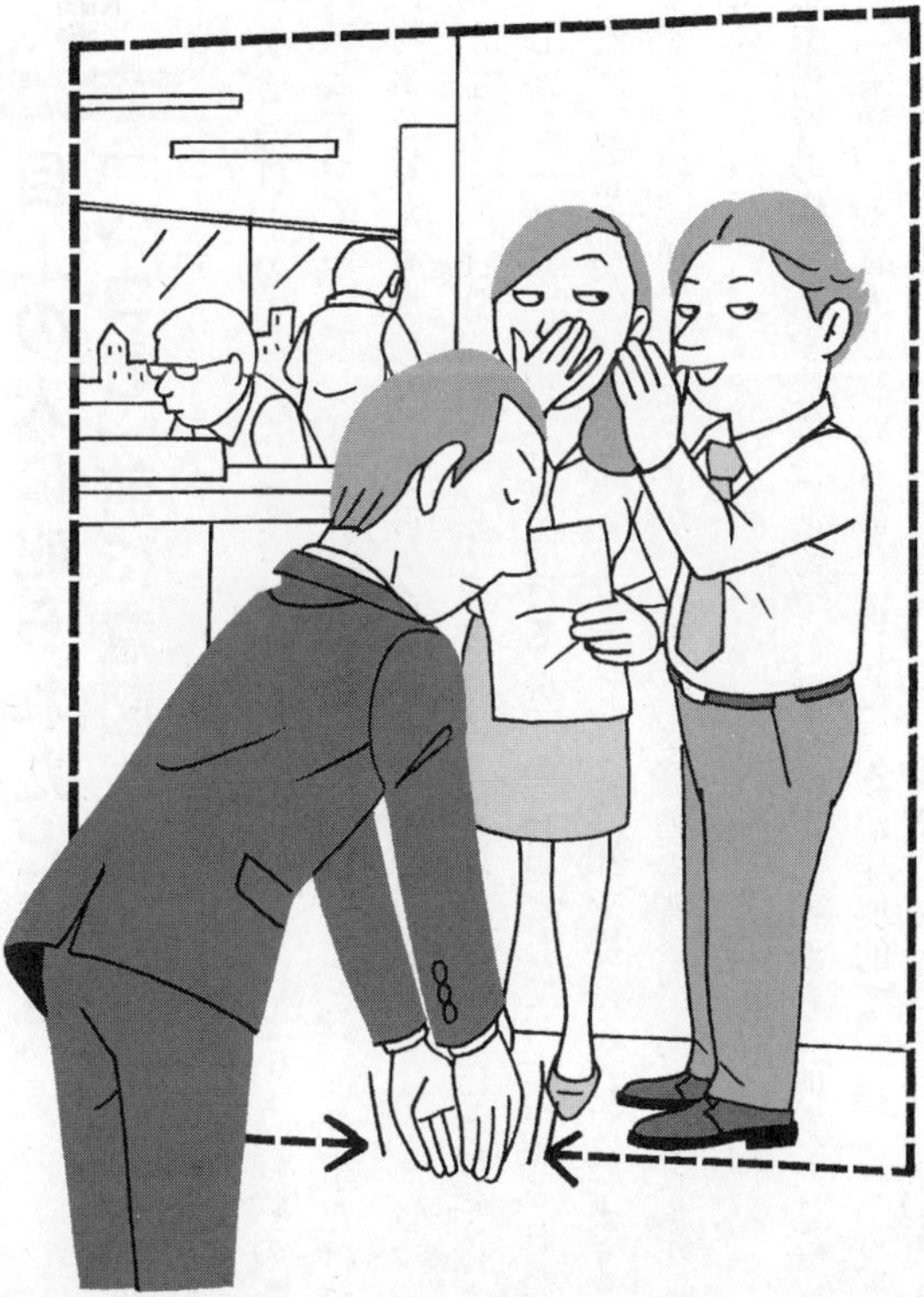

4 目上の人に叱られたときは、「ヘコむ」前に意図を探る

上司などの目上の人に「注意された」「指導された」という経験のない人は、皆無と言っていいでしょう。注意や指導を受けることは、仕事だけでなく新たに物事を覚える過程で、不可欠なものです。

上司が部下を「注意」「指導」するときは、罪悪感はそれほど強くはありません。しかし「注意」「指導」を受ける部下の認識として、「否定された」「批判された」「怒られた」という、ネガティブな認知で捉えられてしまうことがあります。この認知のギャップが、パワハラ騒動の背景にあることも少なくありません。

注意や指導の個人差や流儀はあるでしょうが、上司から「叱られる」のは、「名誉」「栄誉」と認識を改めるようにしたほうが発展的です。

コミュニケーション、教育、育児などの領域では、「叱る」と「怒る」との

違いを、はっきりさせています。概ね理論は同じで、「怒る」は自分のための利己的な感情であり、「叱る」は相手のための利他的な行動とされます。「怒る」は、たんなるウップン晴らしであって、子どもが感情を爆発させているようなものです。相手のことを配慮するなど、思いもよりません。大人が怒りを爆発させているときは、計算尽くの芸達者でないかぎりは、**たんに感情コントロールがうまくできない子どもじみた人**と思ってください。

◆◆◆◆パワハラ的「叱り」が続く場合は第三者に相談を◆◆◆◆

一方、「叱る」という行為には、相手をより良くしよう、成長を手助けしようという配慮が込められています。なんとか相手に理解してもらいたい、双方向の意思疎通を意図した狙いが、「叱る」にはあります。

その目的を達するために、あえて語気を強める、感情を露わにするというポーズも、含まれます。この気合いの入りようが、誤って相手に「怒られた」と思わせ、「ヘコませる」ことになってしまうのでしょう。

上司など目上の人に注意、指導、そして叱責されたとしましょう。「ヘコむ」前に、あるいは「へコんでいる」最中にも、「叱られた」相手の意図を探ってみましょう。あなたに鬱憤、不満をぶつけただけのものでしょうか。

こうしたニュアンスの「叱り」もあれば、嫌味でねちっこい「叱り」もあるかもしれません。しかし、相手の背後に理性的な目的が多少でも感じられれば、「叱られることは名誉なこと」と割り切ったほうがよいでしょう。

さらに言えば、**「叱られた」内容を改善できれば、相手の自尊心はくすぐられ、一気に関係が緊密になるチャンス**もあります。「叱られた」ときは、絶好の好機でもあるのです。

もちろん、中には地位が上であることを理由に、業務の適正な範囲を超えて、精神的・身体的ダメージを与える、いわゆるパワー・ハラスメント色の濃い「叱り」もあるでしょう。心身ともに不調を来したときには、社内外の相談窓口の門を叩いて第三者の意見を聞くことも、覚えておくべきスキルだと思います。

5 デキる後輩は「リスペクト」する

新人や若手と呼ばれる頃は、先輩や上司など自分より年齢が上の人との交流がほとんどです。後輩はいたとしても、まだまだ経験が浅く、自分を脅かす存在ではないはずです。

ところが、ある程度中堅どころになってくると、有能な後輩が現れてきます。処理能力が高い、創造性がある、自分が同じ年齢の頃と比べて明らかに実績が上……。ひとくちに有能と言ってもいろいろ種類がありますが、いずれにせよ、ある程度の経験を積んで自分の実力を知っているからこそ、才能や力量の違いを認識し、「ヘコま」ざるをえないときも出てくることでしょう。

これが親子ほども年齢が違うような若手ならば、「よくデキる部下」としてかわいがれるのですが、**5年前後の年の差ですと、自分を脅かす存在として構えてしまう**、あるいは自分との能力の差に劣等感や嫉妬を感じてしまうかもしれません。

しかし、各年代で優秀な人間が一定の割合で出現するとすれば、デキのいい後輩に追い抜かれることは、仕方のないことです。官庁などピラミッド型構造の組織では、トップになれるのはたった一人です。ほかの上の人たちは、天下りではないですがどこかに異動しなければ、先細りのピラミッド型組織は維持できません。

優秀でデキる若手、後輩がいれば、それはあなたにとっても組織にとっても、感謝すべきことです。リスペクトした態度で接していれば、優秀な後輩ならば先輩にリスペクトを返してくるはずだと思います。

頼りなかった**後輩が成長して、自分を脅かす存在になるのは、先輩にとっては避けては通れないこと**です。プロスポーツなどの完全実力主義の世界においては、特にシビアです。

多少嫉妬しても、それはやむをえないでしょう。しかし、他人との比較は、結果的にはいいことはないように思えます。詰まるところ、優秀な後輩に対しては尊敬のまなざしをもって臨むのが、いちばんの接し方なのだと思います。

見返りを求めるわけではないですが、そうやって接していれば、後輩もあなたに対して礼を失することはまずしないはずです。

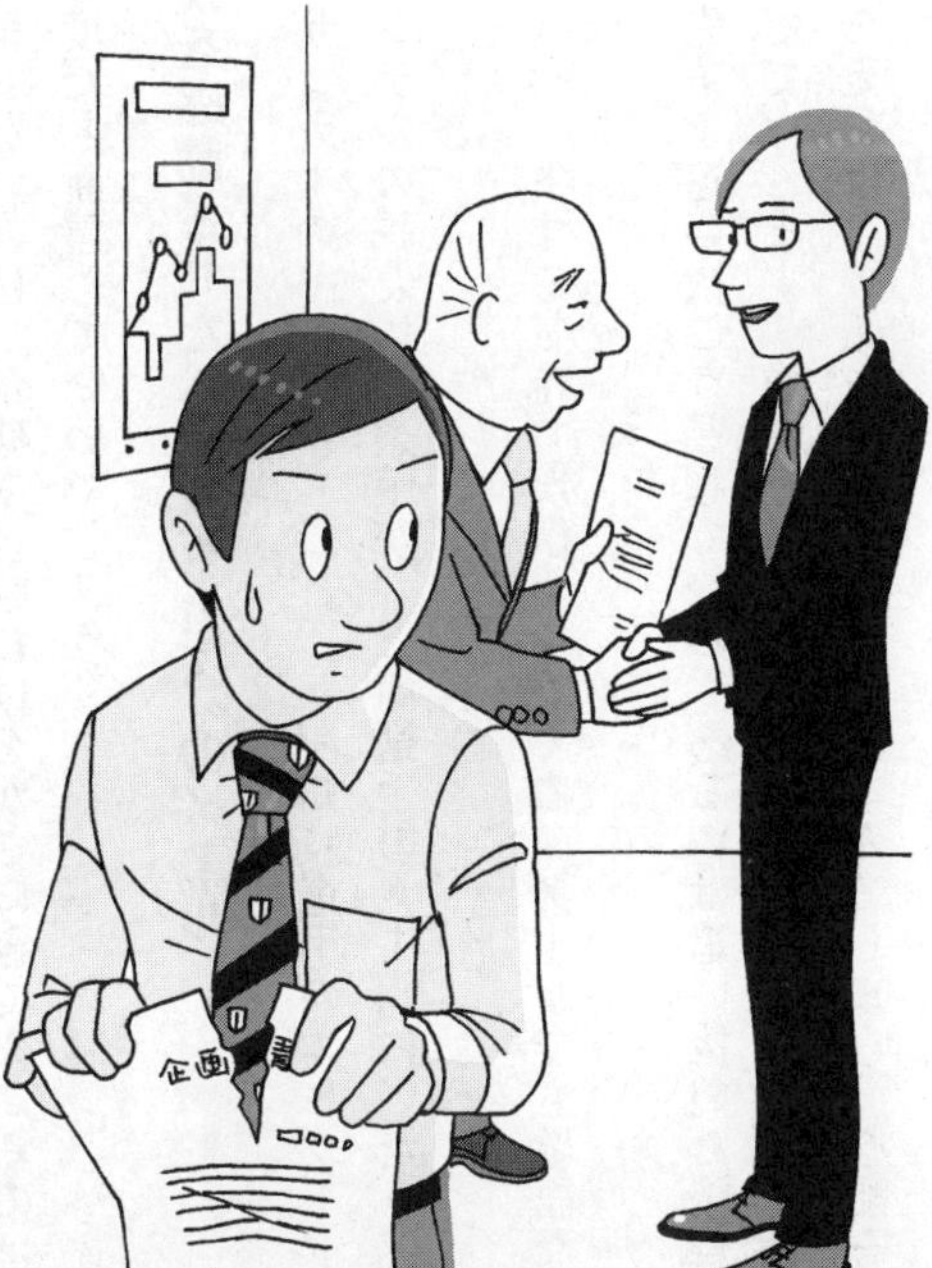

逆に、実力も実績もないのに、年期や経験だけをかさにきて偉ぶるのは、もっとも嫌われる態度だと断言していいでしょう。

◆◆◆◆長友を感動させた〝キングカズ〟のメール◆◆◆◆

本項の最後に、サッカーのキングカズこと、三浦知良選手のエピソードを紹介しましょう。インテルの長友佑都選手が、三浦選手のメールにいたく感銘しているという話で、

「後輩の僕にもリスペクトする気持ちが伝わってくる。メールでも敬語なんです」

とのことです。先輩を追い抜こうとしている、あるいは追い抜いた後輩は、ちゃんと先輩を立ててくれます。後輩をリスペクトすることで、逆に後輩から慕われて立ててもらえれば、嫉妬や劣等感から「ヘコんでしまう」心配をしなくてもいいのではないでしょうか。

6 新たな人間関係を意識的に作る

日本では桜の咲く4月が、異動のいちばん激しい月です。入社や部署異動をした本人はもちろんですが、それ以外の人も職場や組織が変わる影響を被らざるをえないでしょう。

4月の環境変化によるストレスが、連休明けの5月頃にじわじわと心身を蝕《むしば》み、気分をなんとなく「ヘコませる」。こう書くと、真っ先に「五月病」が思い浮かびます。この時期に不調を訴える人の中には、「新しい人間関係に悩んでいる」「職場の雰囲気に溶け込めない」という人が多いようです。新しい環境に適応することに苦しんでいる状態です。

新しい環境に溶け込む、新たな人間関係に慣れていく過程で、強いストレスが加わることは言うまでもありません。ただ、このような適応の問題は、たいていは新しい環境に慣れるにしたがって自然に解決してしまい、「あのときはしんどかったな」くらいになってしまいます。

また、人間関係に新風を吹き込むということは、貴重な刺激でもあります。大組織で定期的に人事異動があるのも、汚職防止や役職固定の弊害を防ぐばかりでなく、人間関係に濁《にご》り、澱《よど》みを作らないためと言えるでしょう。

人の流れがなければ、組織は閉鎖的なものになってしまい、思考も判断もマンネリで行き詰まってしまいます。職場の人事異動は、まさに人間関係をリフレッシュする好機でもあるのです。

◆◆◆◆未知の世界に飛び込んで「社会脳」を鍛える◆◆◆◆

では、人間関係の流動性にどちらかと言えば乏しい人は、どうすればいいのでしょうか。会社の人事異動にならって、**2年に一度くらいは新しい人間関係を少しだけ混ぜてみる**試みを行ってみてはいかがでしょうか。

好きな趣味があればいちばん簡単なのですが、無趣味の人は、運動や散歩をおすすめします。ジョギングやヨガなどの運動は、共通の話題としては最適です。フィットネスクラブなどの教室に入ってみて、気の合う仲間を作ってみてはいかがでしょうか。

「社会脳」という概念があります。人間の脳は、まわりの他人に関心を向けていて、誰かとつながりたいと考えています。人間どうし、言い換えれば脳と脳とがコミュニケーションをしているときの脳機能が、「社会脳」ということになります。

共感、同情、配慮、嫉妬……人間がコミュニケーションを取るときには、いろいろな「社会脳」のはたらきが見られます。「社会脳」の機能を高めていくには、やはり経験です。新しい人間関係を組み込むことは、それだけ「社会脳」機能のトレーニングになっているわけです。

「社会脳」を鍛えることで、一時的に見れば新しい環境への適応に苦労して「ヘコむ」ことはあっても、長い目で見れば「ヘコみにくい」脳になっていくわけです。

7 不本意な処遇・異動を人生の転機に変える

人生、つねに順風満帆であるはずがありません。成功者と呼ばれる人たちにも、必ずと言っていいほど不遇で「ヘコんでいた」時期があるものです。

不本意な処遇や異動、あるいは事業の失敗、連帯保証人になったばかりに負債を抱えるといった苦境では、「ヘコむ」という言葉は軽すぎるかもしれません。むしろ失意、絶望といった表現のほうが、ふさわしい場合もあるでしょう。

還暦近いAさんは、以前は金融関係の会社に勤務していましたが、その後不動産投資をしながら経営コンサルタントとして独立して成功を収めた男性です。今は経済的にも安定しており、子どもも独立し、悠々自適の生活です。

そんなAさんですが、実は何年にもわたって、ときどき使うだけの軽い睡眠薬をもらいに病院に通っています。今現在は、精神的にも落ち着いていて、不眠症の薬を飲んでいるとは他人から見れば信じられない状態です。

実はAさんは20年前に、突然の地方支店勤務を命じられて、うつ状態に陥ったのです。睡眠薬の使用が始まったのは、その頃からです。その地方支店は現地で営業トラブルを抱えており、代々の赴任者が参ってしまう過酷な環境でした。Aさんも前例に漏れず、精神的ストレスと過労によって、ダウンしてしまったわけです。

Aさんが述懐するには、その支店への異動を言い渡されたときに、いろいろな考えが脳裏をよぎったそうです。

「前任者のようにおかしくなるかもしれない」

「会社は自分を見捨てた」

「自分は必要のない、価値のない人間なのかもしれない」

という悲観論にとりつかれる一方で、

「この苦境を乗り越えられれば、何だってできる」

「家族のためにも何とか踏みとどまりたい」

といった前向きな気持ちを、当初はなんとか出そうと努力していたそうです。

結果的に心身の調子を崩し治療を受けたAさんでしたが、この経験は後の人生に大きな影響を与えたそうです。「もうツラい目には遭いたくない」「これをいい教訓にしたい」と考え、うつからの回復後は独立に向けた勉強や活動を始めたというのです。

◆◆◆◆◆不遇のときにこそ実力が試される◆◆◆◆◆

一人のエピソードを紹介したに過ぎませんが、不遇のときは実力を試されている、そして実力を蓄えるチャンスと認識を180度変えてみることです。月並みな格言ですが、「人間万事塞翁が馬」は現代社会にも通用する処世訓です。一時的には、精神的に腐るのも仕方がないかもしれませんが、腐ったままでは将来の飛躍を放棄してしまうことと同じで、もったいないことです。

人生の行路は、日の当たる場所ばかりではありません。日陰で薄日もささないときも、あるかもしれません。**不遇で「ヘコんでいる」状態は、実は「ヘコみにくく」なる鍛錬**とも言えそうです。特に、現在不本意な環境に置かれて「ヘコむ」毎日を送っている人には、必ず日の目が当たる、自分の希望がかなうという意志を持ち続けることを助言したいと思います。

8 精神的負担になっている人間関係から「飛び出す」

あなたの周囲に「負担になっている」人間関係はないでしょうか。

リアル社会においては、話すと「疲れる」「気を使う」「傷つく」相手ということになります。当然、話すと「ヘコんでしまう」人も、該当するでしょう。

最近よく問題になるのは、ソーシャル・ネットワーキング・サービス（SNS）での人間関係です。「友達申請をなかなか断れない」「コメントに返事を書かないと相手の気分を害さないか心配」など、〝消極的なつながり〟も精神的には負担になります。目に見えにくい小さなストレスの積み重ねになるので、スッキリしません。まして営業目的が見え見えな人とのつき合いは、うっとうしいものです。

リアル、バーチャルに区別なく、つき合うのが負担になる人間関係やグループというものは事実存在します。自分がいちばんだと思っている尊大で威圧的な人は見ているだけで不愉快ですが、ほかにも自分を思い通りに利用しようとする意図が感じられる、あるいは過度に束縛・依存してくるタイプの人も厄介です。

実践することは簡単ではありませんが、息苦しくて負担になる人間関係やグループがあれば、捨て去って飛び出す勇気を失いたくないものです。古い人間関係をある程度捨てることで、新しい出会いへのエネルギーとチャンスが得られるかもしれないからです。

負担を減らす人間関係の整理法は、ケースバイケースとはいえ基本原則はあります。それは、「急激に関係を切断することは控え、徐々に距離を広げていく」「徐々に存在感を薄くしてフェードアウトしていく」「物理的に接触する時間を減らしていく」といったことです。ハードランディングよりは、ソフトランディングが適しています。

突然の関係遮断は、相手に猜疑心《さいぎしん》と不信感を抱かせてしまいます。**自然に関係を先細りにしていく工夫が肝心**です。会話を盛り上げない、ほかに予定を作っていっしょにいる時間を作らないという策も有効でしょう。

ネット上でも負担となる相手とは距離を置く

インターネット上でのつき合いも、負担になることが珍しくなくなってきました。


ネット上では、生のコミュニケーションではおよそ飛び交うことのない口汚い暴言のやり取りが行われるのを見かけます。攻撃性がより研ぎ澄まされる場合があるので、危険な人物とは距離を置いていくことが、メンタルを健全に保つ意味でも重要です。

負担に感じる相手のSNSには、自分からのコメントや返信はなるべく控えて、少しずつ距離を置くことです。ほかにも、「SNSに費やす時間を制限する」「リアルでの知り合い以外は承認・フォローしない」「全員にきちんと対応するのをやめる」といった原則を守ることも、忘れてはいけないでしょう。

人間関係を捨てる、整理するは、感じのいい表現とは言えないかもしれません。であれば、人間関係から「飛び出す」としたほうが、前向きな感覚で捉えられます。

飛び出してスッキリすれば、人間関係で「ヘコむ」機会はぐっと減るのではないでしょうか。

第7章

それでも
ヘコんで立ち直れない
ときは？

1 「ヘコむ」経験は大きなチャンスだと考える

「ヘコんだ」ものが「ポコン」と元に戻る。こころの「ヘコみ」も同じようなイメージでいいでしょう。ただし自動車のボディなどでは、「ポコン」と復元してもボディの強度自体は「ヘコむ」前よりは弱くなってしまいます。

人間のこころが「ヘコんで」、見事に元に戻るということは、たんに「ヘコむ」前の状態に戻ることではありません。ツラい、落ち込む経験を経て、こころのボディは「ヘコむ」前より、強靭になっていると考えましょう。

特に到達目標の高い、あるいはほかの人からは１００％無理ではないかと思われるようなことにチャレンジする、そういう人は大きく「ヘコむ」機会も増えるでしょう。

しかし、「もう少し頑張ってみよう」「なんとかやり遂げよう」というエネルギーは、ある程度「ヘコむ」ことがないと、生じてこないことも多いのです。

いわゆる、挫折を乗り越える、反骨心で這い上がる、といったパターンです。ため息をついて「ヘコんだ」経験は、次のチャレンジへの原動力、エネルギーと考え直しましょう。気分や意欲というものは、プラスに振れたものはマイナスに、マイナスに振れたものはプラスにと、振り子のように動く傾向があるからです。

精神医学で、「**mood swing**」という用語があります。swingは、野球やゴルフでおなじみの「スイング」で、振る（振れ）という意味です。日本語では「気分変動」と訳されます。うつ病の患者さんでも、注意深く観察すれば、調子のいいときと悪いときの「振り子」のような動きがあるものです。

健康な人にも、「mood swing」は見られます。「今日のオレは調子いいなぁ」という状態は、この振り子の原則から言うと、いつかは「今日は何をやってもダメだ」という状態に変わってしまうもの。これは人間の気分というものに着目すれば、おかしいことではなく自然なことなのです。

◆◆◆◆「ヘコんだら」、その分強くなると信じる◆◆◆◆

逆に、「わたしもうダメ……」と「ヘコんでいる」人も、考え方を修正すれば「ヘコみ」はスイングして、結果的に「ヘコみ」を跳ね返すことができるのです。クヨクヨと「ヘコみっ放し」の人は、「mood swing」を生かし切れていないのです。

「ヘコむ経験はチャンス」という希望を自分に与える思考法が、「ヘコみ」を跳ね返すための基本です。人間の気分や意欲というものは、脳科学的に自然に変動する特徴を持っています。さらにこのスイングに力を与えるためにも、自分の認知を修正するための基礎知識として、この項目で紹介した内容は知っておいて損はないと思います。

「ヘコんだら」、その分強くなると信じて、毎日を大切にしていきましょう。

2 「時間しか解決できないこともある」と思う

思い出したくないツラい記憶というものがあります。人によって、仕事での失敗の場合もあれば、失恋、友人の裏切りといったプライベートでの経験の場合もあるでしょう。

中には、地震や火災、事故、犯罪、暴力などで、自分や家族が被害を受けたという場合もあるでしょう。その際には、強い恐怖感を伴う経験のため、耐え難い記憶が刻み込まれます。忘れたくても忘れられない、こころの「外傷」とも言える恐怖や戦慄に満ちた体験や記憶、これを「トラウマ経験」と言います。

心的外傷後ストレス障害（ＰＴＳＤ）とは、このような「トラウマ経験」の病気と言えます。人としての尊厳を損なわれるような体験を経験したり目撃したりすることで生じます。

具体的な症状としては、トラウマ経験を突然強く思い出してしまうような**「フラッシュバック」**、あるいはトラウマ経験を思い出させるような場所を避けてしまう**「回避行動」**などが見られます。トラウマ経験にからむ悪夢を毎晩のように見るので、眠ることが怖くなるという人もいるくらいです。

PTSDのトラウマ経験のレベルではないにせよ、日常生活の「ヘコんだ」出来事の記憶によって、似たような問題を起こしていないでしょうか。

失恋を例に取りましょう。断っておきますが、精神医学では「失恋」のような誰でも経験する普遍的なものは、トラウマ経験とは呼びません。しかし、失恋した当人にとっては、そのショックの大きさは計り知れないものがあります。

「(振られた相手の)面影が、急に蘇ってきて苦しくなる」

「よくデートしていた場所を避けてしまう」

「相手の夢をよく見る。たまに悪夢で急に目が覚めてしまう」

このようなPTSDに似た症状は、みなさん経験があるのではないでしょうか。ただしこのような症状があっても、失恋で精神科や心療内科に行ったらP

TSDとは診断してくれません。なぜなら、失恋によるツラい経験というのは、健康な人ならば時間とともに自然と消化されていくからです。

少数の執念深い人は別として、何年かたって振られた相手を見れば「なんであそこまで好きになったんだろう?」と不思議に思うことが多いでしょう。人間はツラい記憶を、時間とともに食事を消化するかのごとく忘れる、あるいは認識を変えることができるのです。

◆◆◆◆◆「ジタバタしても仕方ない」と開き直る◆◆◆◆◆

PTSDは、ツラい記憶を処理することができない脳の病気です。PTSDには向精神薬、カウンセリングなどの治療法がありますが、即効性のあるものはほとんどありません。一説には、完全な回復には平均10年かかるとも言われています。

「ヘコんだ」記憶が処理されるのにも、ある程度の時間は必要です。回復にかかる時間の長さは、「ヘコみ具合」によりけりで、経験の質やストレス耐性の個人差もあるので、一概に決めることはできません。とはいえ、PTSDに比べればずっと短いでしょう。

「いずれ時間が解決してくれる」、もしくは「時間しか解決できない（だから、悩んだり、ジタバタしたりしても仕方がない）」、そういう「ヘコみ」もあると思えば、気持ちが多少は楽になるのではないでしょうか。

3 プロの意見を聞くべきか？

「プロに意見を聞くって、精神科に行くことですか？」

そう思った人もいるかもしれません。

ちょっと「ヘコんだ」だけで、「うつ病かもしれない」と不安になり、精神科や心療内科を受診する人がいます。もしくは、家族や上司が心配して、渋る本人を強引に連れてくる場合もあります。うつ病は国民的にも関心が高まっているので、つい医療機関に頼ってしまうのも、無理はないかもしれません。

しかし、「ヘコんだ」程度で精神科受診というのは、感心できません。いきなり数種類の抗うつ薬投与など、**過剰な精神医療に巻き込まれる危険性**が、残念ながら日本の医療ではなくはないのです。

症状の軽い軽症タイプのうつ病では「休息」と「運動」が推奨される治療法である、という国際的治療ガイドラインもあるくらいです。これは、薬剤を使っても、その効果は休んだり体を動かしたりするのと変わらないか、それ以下だと示したデータに基づいています。

軽いうつ病でも非薬物的治療が推奨されているわけですから、「ヘコんだ」ぐらいで「じゃあ薬を飲みましょう」ということになるはずがないのです。休息や運動、規則正しい生活を心がけるなど、生活習慣の改善を促して、症状が軽減するのを待ってみるのが慎重な治療法と言えるでしょう。

◆◆◆◆心理療法はカウンセラーとの「相性」次第◆◆◆◆

では、心理療法、いわゆる「カウンセリング」はどうでしょうか。必要性を感じていて、**時間とお金に余裕があるならば、カウンセリングを受けてみる価値はある**とわたしは思います。

これも、ちょっとだけ「ヘコんだ」ぐらいでは、費用対効果が良くありません。悪化した親子関係、夫婦関係など、自分の努力ではどうしようもない問題を抱えて葛藤とともに生活している状況であれば、プロフェッショナルにカウンセリングをしてもらうことは、スッキリとはいかないまでも、「ヘコむ」毎日を生きる下支えのような機能は果たすかもしれません。

苦悩、葛藤は、一人ではどうにもできないことがあります。友達にも言えないことが原因となっているときは、「自己開示」も難しいわけで、大変ツライ状態でしょう。ダイレクトな解決手段を求めるという態度ではなく、自分のこころを強くする手助けとして、カウンセリングを使う選択肢もあると思います。

カウンセリングの欠点は、費用、時間のほかに、カウンセラーとの「相性」にかなり依存するということです。一回のセッション当たりの時間が長いだけに、カウンセラーとの相性が悪ければ、続けるのはお互いにしんどいものです。

最後に、眠れなくなってきた、食欲がなくなって体重も落ちてきた、原因不明の体調不良が目立ってきた、といったことが半月程度毎日続いた場合には、薬による治療が必要なレベルのうつ病の可能性があります。こういうときは、医療機関の診察を受けるべきでしょう。

4 問題の解決をあきらめてみる

うまく解決できない、あるいは結論が出ない。こういった理由で「ヘコむ」ことも、現実生活ではよくあることです。それだけわたしたちのまわりには、問題が多いということでしょう。

「今日の夕食はどうしようかしら」

「スマホの操作方法、慣れないな」

このような問題ならば、「ヘコむ」までには至りません。日常生活のたいていの問題は、このような類いのものです。中には、解決の必要性すらあやしいものもあるくらいです。

一方、そう簡単に答えが見つからず、解決にそうとうな精神的エネルギーを必要とする問題というのもあります。

「子どもの成績が悪くて、受験がとても心配」

「認知症の親の介護をどうすればいいのか困っている」

「会社から中国への単身赴任を突然言い渡された」

例に挙げた問題は、考えただけで頭が痛くなる、重苦しいものばかりです。「解決」することができるのか、そもそも何をもって「解決」とするのかすら、わからなくなってしまう問題もあります。

◆◆◆◆◆「答えのないものには、答えを出さない」という知恵◆◆◆◆◆

日本人は、受験競争で培った「正解を求める」というクセが、なかなか抜けません。正解がないと不安になってしまいますし、正解を探している途中経過においても、「早く答えが欲しい」と焦る人が少なくないのではないでしょうか。

簡単に正解を得られる、すぐに解決できる。そういうものであれば、もう問題と呼ぶ必要はないでしょう。ただの「ルーチン」に過ぎません。誰がどう頑張っても解決できない、そういう難題こそ、本当の「問題」なのかもしれません。

エサを欲しがるヒナのように正解や解説を欲しがるのをやめて、解決を「いったんあきらめる」ことは、問題を投げ出すかのように見えますが、逆に踏ん切りがついて精神的に楽になる例が少なくないのです。

「あきらめる」とは、もともとは断念、投げ出すといった意味ではなかったようです。仏教用語では、「真理をあきらかにする」という意味があり、「諦」の字は「真理を観察して明らかに見る」という意味も持ち合わせていると言われています。

「答えのないものには、答えを出さない」

「解決できないものは、解決できない」

「あきらめる」という判断を下すことは、「あきらめない」よりも果断な判断である場合が、日常生活の中でもチラホラあるのではないでしょうか。厄介な問題は、できれば存在を認めたくないことが多く、なかなか「真理をあきらかにする」のは容易ではありません。

しかし、多くの中から何か一つの重い問題の解決を「あきらめる」ことで、こころの重しが一個外れることにつながります。なにかと「ヘコむ」ことが多い人生を見直せるという、仏教界の奥深い知恵なのかもしれません。

5 5分間だけ、何もせず「ボーッ」としてみる

「様子を見ましょう」

医者の定番フレーズです。わたし自身もこれまで何百回、いや何千回言ったことか……。

「様子を見る」と言われても、気をつけるのは患者自身であって、医者は積極的には何もアクションを起こさないわけです。というわけで、治療するやる気がないように聞こえますが、逆に「様子を見ない」「毎回いろいろ変わった処置を試みる」医者がいたとしたら、ちょっと怖いですね。

何かアクションを起こすと、かえって有害になることも、世の中少なくありません。先の項目で述べた、投与する必要のない患者に抗うつ薬を投与するなどは、一つの例です。何もしないで、「様子を見ている」ほうが、かえってうまくいくことが少なくないのです。

これと似たような現象が、脳にも見られます。何もせず「ボーッ」としていることが、「へコまない」脳作りに、役立つというのです。その鍵は、脳内の**「デフォルト・モード・ネットワーク」**です。

「デフォルト・モード・ネットワーク」とは、「何もしないでボーッと休んでいる」ときの脳内ネットワークと考えられています。人間の脳は、何も意識しないで「ボーッ」としているときにも活動を行っています。驚くべきことに、この「ボーッ」としている状態においては、意識しているときの約20倍ものエネルギーを消費していることがわかったのです。

体をまったく動かしていなくても、体温を保つ、呼吸をする、心臓を動かすといった生命維持活動のために常に使っているエネルギーのことを「基礎代謝」と言います。「デフォルト・モード・ネットワーク」は、脳の基礎代謝とも言えます。

あれこれ活動しているときには、このネットワークの神経細胞の活動度は下がります。しかし、いったん休みに入ると、この脳部位が活発になります。

「デフォルト・モード・ネットワーク」がわたしたちの現実生活に与える恩恵

は、「自分を振り返ったり、反省したり、将来を考えたりする内省に用いる」能力です。自分の過去と未来を考えながら、情緒、思考面で人間の中身を豊かにするネットワークとも言えるでしょう。まさに、「ヘコむ」「ヘコまない」に関係する脳機能です。

◆◆◆◆◆脳の基礎代謝維持のために、「何もしない時間」を持つ◆◆◆◆◆

「何もしない」ことは、不安と抱き合わせになりがちです。「何もしなくて大丈夫なんだろうか?」と、不安になってしまうまじめな人もいるでしょう。

しかし、脳の基礎代謝の維持も大切です。**何もしない時間が、次に何かをやろうという意欲をわき上がらせる**パワーを与えてくれるのです。

ヨガや瞑想、座禅が精神の健康維持に効果的であるという研究が少なくないですが、科学的背景にはこの「デフォルト・モード・ネットワーク」の機能が関与している可能性は十分にあると思います。

「何かしないと不安」とオロオロしているよりは、少しだけ目をつむって、何もしない、考えない時間を5分でいいので作ってみてください。自分のこころの「ヘコみ」が、「ボーッ」としているだけで回復し、「さあ、やらなければ」という気持ちが出てくれれば、素晴らしいことだと思います。

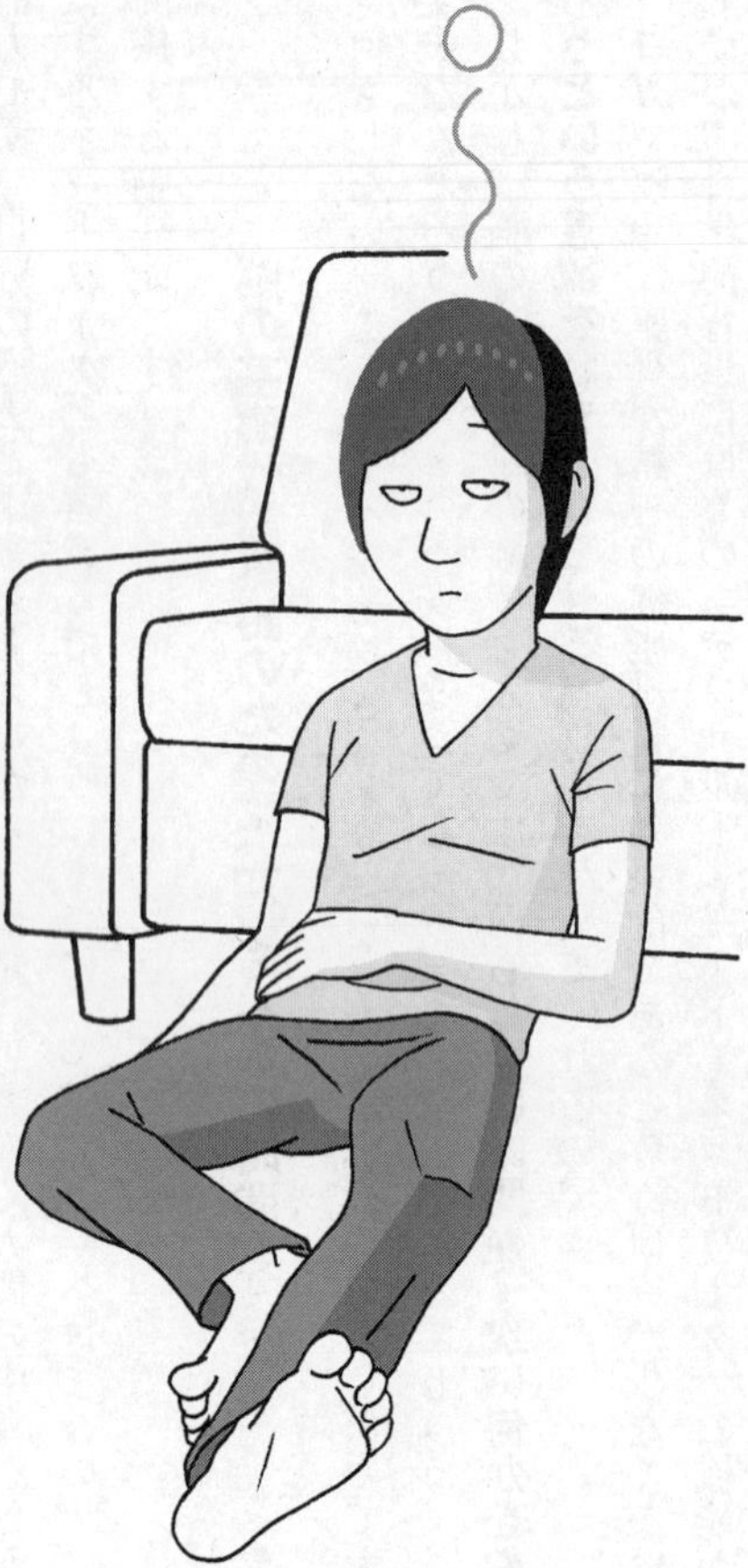

6 逃げることから逃げない

最後に、ぜひお伝えしておきたいことがあります。それは、いざとなれば**窮地から「逃げる」ことを、恥ずかしく思わない**ということです。

失踪や逃亡を積極的にすすめているわけではありません。責任感の強い人は、崩れゆく組織であろうと踏みとどまろうとします。もしくは、ブラック企業とわかって絶望していても、どうすることもできず泣く泣く頑張っている人もいるかもしれません。

しかし、「逃げる」勇気を持っていれば死なずに済んだ人が、毎年3万人を超える自殺者の中に、かなりの割合でいるのではないでしょうか。だとすれば、非常に残念な話です。

過重労働、無謀なノルマ、リストラの脅威……こういった職場に関連したうつ状態では、抗うつ薬や睡眠薬より会社を休む、つまり「休息」や「療養」が優先されるべきです。休職と自宅療養をわたしがすすめても、「休みたくない」と頑なに拒否する人もいます。

おそらくこのタイプの人は、会社を「休む」というより、職場から「逃げる」という認識になっているのだと思います。したがって、他人に迷惑をかけたくないという気持ちと同じくらいに、「逃げたと思われたくない」という気持ちが強いのでしょう。

しかし、逃げ損ねて命を自ら絶つのでは、終戦間際の日本と大差はありません。前線では玉砕した部隊も少なからずありましたが、軍幹部レベルはちゃっかり本国に戻ってしまっていたという、やるせない歴史もあります。

休職する、辞職する、転職する……これらの行動を「逃げ＝悪、恥」だと思い込んでしまうと、その倫理観から実行しづらくなります。結果的に、死地に残るという結末になってしまうかもしれないのです。

◆◆◆◆◆「逃げ」ではなく、「戦略的転換」と考える◆◆◆◆◆

必要ならば、「逃げる」という行動から、あれこれ理屈をつけて逃げないことです。自分や家族の幸せを考えれば、「逃げる」ことが最善手であることも、ありうると思うのです。

「逃げる」という悪いニュアンスが頭から離れない人は、「戦略転換」「発展的解消」など、小難しいけど展望のありそうな言葉に、置き換えてしまうことです。ちなみに、「撤退」を「戦略転換」と言い換えることは、軍幹部がよく用いるレトリックだそうです。

このアドバイスは、あくまでも「逃げることが苦手」な人へのメッセージです。最近は「逃げ上手」な人もいるようですが、本書を手に取るような人は、責任感の強い、まじめで繊細、かつ共感性の高い人だと思います。

追い詰められて、「消えてしまいたい」「死んだら楽になれる」という思いが続いたときには、「戦略転換」を考えてみてください。「逃げる」ことに、真摯に向き合うのです。「逃げるのは恥ずかしい」という倫理観は、この際いったん捨てましょう。

7 さっさと寝てしまう

わたしの本では定番の助言ですが、「ヘコんだ」日の夜は、さっさと寝てしまいましょう。睡眠には、「ヘコみ」を跳ね返すパワーが備わっています。

「最近ツイてなくて、ヘコむことばかりだなあ」とボヤいている人は、確かにツイていないのかもしれません。しかし中には、**知らず知らずの「睡眠不足」によって、「ヘコみ」やすくなっているだけ**という人もいるでしょう。

「睡眠不足症候群」の人が、わたしの勤務する睡眠専門クリニックでも増えてきています。「睡眠不足症候群」とは、慢性的に睡眠が不足していることによって、日中の強い眠気や頭痛、だるさなどの体調不良が三ヶ月以上続いている状態を言います。イライラや落ち込みといった症状も珍しくありません。

２０１０年のＮＨＫ放送文化研究所による調査では、日本人の睡眠時間は7時間14分でした。１９６０年の調査では8時間13分ですので、約50年で睡眠時間は約1時間も減ってしまったことになります。特に40代と女性の睡眠時間の減少は著しいものがあります。後者に関しては、女性が仕事、家事の両立を強いられるなか、男性の家事への協力が進んでいないことが一因とも分析されています。

長い労働時間の割を食う形で、日本人は、眠れなくなってきているわけです。非効率な長時間労働→成果が出ず「ヘコむ」→遅い帰宅で睡眠不足→ますます「ヘコみ」やすくなる、まさに負のスパイラルです。

◆◆◆◆睡眠には「ヘコんだ」こころを回復させる効果がある◆◆◆◆

カリフォルニア大学バークレー校のグループが2011年に発表した論文によると、**「夢を見る睡眠」であるレム睡眠の間に、不快な感情的記憶が和らぐ**はたらきがあることが示されました。

また、脳機能画像によって、恐怖や不愉快な感情の源である脳の扁桃体の活動が、睡眠によって大きく低下することもわかりました。

「イヤなこと」「ヘコむこと」は寝て忘れるという科学的根拠は、この論文だけでなくほかにも数多く発表されています。睡眠に、からだだけでなく「ヘコんだ」こころも回復させるヒーリング効果があるのは間違いなさそうです。

逆に考えると、睡眠不足の日本人は「ヘコみやすく」なっているのかもしれません。夜の睡眠を妨げるものは、次から次へと発売されています。**タブレット型のパソコンやスマートフォンは、ブルーライトを発することで、人間の睡眠リズムを乱してしまいます。**便利になる一方で、ますます睡眠不足が深刻になり、「ヘコみやすい」精神構造ができているわけです。

「日中眠くて仕方がない」「会議などですぐに眠ってしまう」「朝、頭が重い」「休日は普段より3時間以上寝坊している」。これらが当てはまれば、**「睡眠不足症候群」**の疑いがあります。もしも睡眠不足ならば、「ヘコんだ」記憶はうまく脳内で睡眠中に処理されないことになり、ますます「ヘコみやすく」なるという悪循環に入ってしまいます。

「ヘコむことがあった日は、さっさと寝る」

シンプルですが、実は科学的叡智が詰まった知恵なのです。

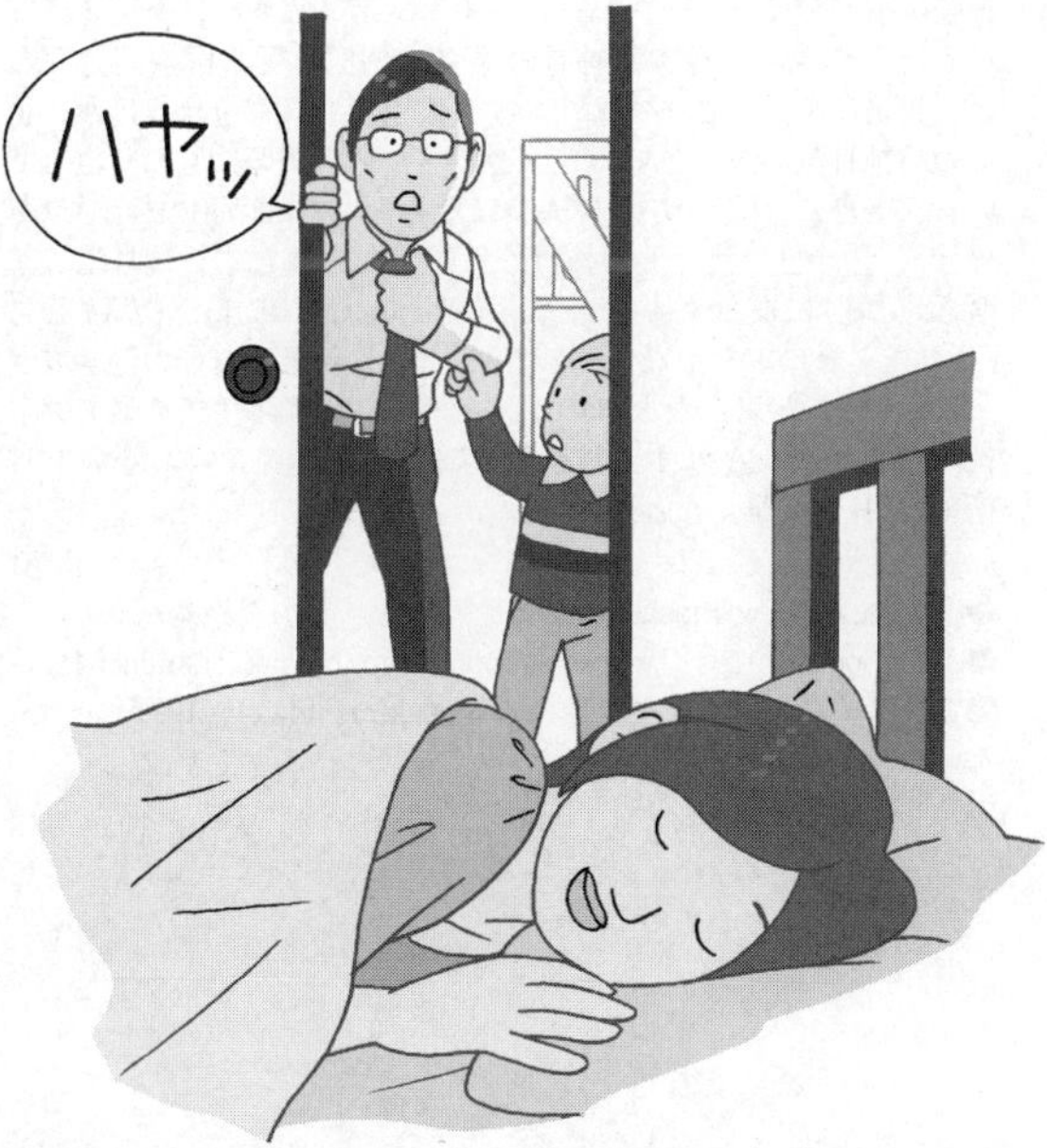
ハヤッ

著者紹介
西多昌規（にしだ　まさき）
精神科医・医学博士。
自治医科大学精神医学教室・講師。
1970年、石川県生まれ。東京医科歯科大学医学部卒業。国立精神神経医療研究センター、ハーバード・メディカル・スクール研究員を経て、現職。日本精神神経学会専門医、睡眠医療認定医など、資格多数。スリープクリニック銀座でも診療を行うほか、企業の精神科産業医として、メンタルヘルスの問題にも取り組んでいる。著書に『「器が小さい人」にならないための50の行動』（草思社）、『「昨日の疲れ」が抜けなくなったら読む本』『「月曜日がゆううつ」になったら読む本』（以上、大和書房）、『水曜日に「疲れた」とつぶやかない50の方法』（朝日新書）、『今の働き方が「しんどい」と思ったときのがんばらない技術』（ダイヤモンド社）、『脳がスッキリする技術』（宝島社）、『「テンパらない」技術』（ＰＨＰ文庫）などがある。

● Twitter ID　@masaki_nishida
● Facebook　https://www.facebook.com/masaki.nishida4548
● Dr. 西多昌規のブログ　http://masakinishida.blog109.fc2.com

本書は、書き下ろし作品です。

PHP文庫　「凹《へこ》まない」技術

2013年3月18日　第1版第1刷

著　者　西　多　昌　規
発行者　小　林　成　彦
発行所　株式会社ＰＨＰ研究所
東京本部　〒102-8331　千代田区一番町21
文庫出版部　☎03-3239-6259（編集）
普及一部　☎03-3239-6233（販売）
京都本部　〒601-8411　京都市南区西九条北ノ内町11
PHP INTERFACE　http://www.php.co.jp/
組　版　株式会社PHPエディターズ・グループ
印刷所
製本所　凸版印刷株式会社

ISBN978-4-569-67955-6